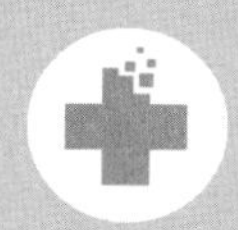

糖尿病临床医患沟通技能

Communication skills between clinical doctors and patients with diabetes mellitus

■ 刘江华 著

湖南科学技术出版社
·长 沙·

作者简介

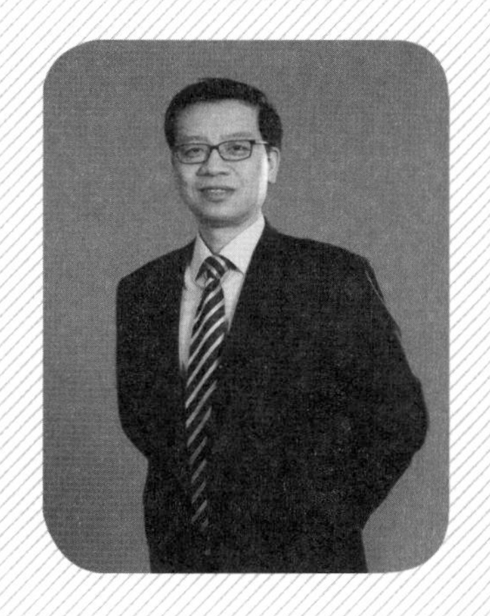

刘江华，医学博士，主任医师，二级教授，博士生导师，美国南伊利诺伊大学高级访问学者，湖南省高层次卫生人才内科学学科带头人，湖南省政府特殊津贴专家。现任湖南省糖尿病临床医学研究中心主任，动脉硬化学湖南省重点实验室副主任，南华大学附属第一医院党委书记兼内分泌代谢研究所所长。兼任教育部高等学校临床实践教学指导委员会委员，中国病理生理学会动脉粥样硬化专业委员会理事，湖南省内分泌专业委员会副主任委员，湖南省伦理学会副主任委员，湖南省病理生理学学会副理事长。《中国动脉硬化杂志》常务编委、《中国糖尿病杂志》与《中南医学科学杂志》编委。积极推进内科学的学科建设并探索创新性的教学方法，注重学生创新素质与创新能力的培养，内科学先后被评为湖南省重点学科、湖南省重点课程、湖南省精品课程。主编《医学生医患沟通教程》《内分泌与代谢病学》(第三版)等5部教材。主持国家自然科学基金2项，全国教育科学“十三五"规划课题1项。在国内学术刊物发表论文100余篇其中SCI论文20余篇。作为第一完成人获得湖南省教学成果一等奖1项，湖南省科技进步二等奖1项，国家发明专利1项。

内容简介

糖尿病是一种常见的慢性非传染性疾病，已成为严重危害人类健康的世界性公共卫生问题，被列为健康中国行动(2019—2030年)的主要指标和重点行动任务。本书从糖尿病的诊断到各种治疗手段的实施，全过程融合医患沟通的知识和技能，第一章为糖尿病医患沟通概述，第二章至第七章分别从糖尿病的诊断到心理治疗、营养治疗、运动治疗、药物治疗以及代谢手术全面介绍糖尿病诊治的专业沟通技巧，第八章针对糖尿病并发症患者以及随访的沟通进行解析。本书从医患沟通的一般要求推及到不同人群糖尿病的医患沟通具体要求，具有探索性；理论阐述与临床案例结合，具有指导性；系统梳理糖尿病的诊治、预防和自我管理知识，具有工具性，力求帮助各级临床医生掌握糖尿病医患沟通的内容、方法、要求与技巧，适用于医学本科生、研究生和规培学员学习，也可作为糖尿病患者及其家属的科普读物。

前　言

具备交流沟通技能是全球医学教育最低基本要求之一，也是医学生在即将从事的医疗活动中，赢得患者信任和理解的关键途径。在糖尿病治疗领域，有效的医患沟通不仅有利于糖尿病患者了解相关专业知识、理解诊疗方案、更好地配合治疗，提升医疗效果；同时也有利于医生对糖尿病的病情变化做出及时的判断、做出精准的诊断、实施科学的治疗，以减少糖尿病及其并发症的危害，从而大幅度降低糖尿病患者相关社会和经济负担。

本书主要定位于医学院校的临床医学专业的学生，系统地介绍了糖尿病诊疗全过程中医患沟通技巧的应用与实践，具有专业性强、适用性好、覆盖面广等特点，旨在帮助临床医生全面落实好糖尿病综合管理策略，高质量实现好糖尿病诊治指南中所提出的各项目标任务，使糖尿病患者能回归正常的工作与生活。全书共分为八章，第一章为糖尿病医患沟通概述，第二章至第七章分别从糖尿病的诊断到心理治疗、营养治疗、运动治疗、药物治疗以及代谢手术等方面详细介绍了诊治过程中的专业沟通技巧，第八章则针对糖尿病并发症患者以及随访的临床沟通进行解析说明。

参与该书编写的作者均是在临床糖尿病诊治一线工作的、具有博士或硕士学位的高年资临床医生。他们不仅专业理论基础扎实，且具有丰富的临床实践经验。本书的出版，相信会受到广大从事糖尿病防控领域的医务工作者的欢迎。

本书虽几经修改，但由于我们的知识储备和编写经验有限，书中肯定仍有不少欠妥之处，甚至存在谬误，恳切希望广大读者予以批评指正。

本书的编写与出版得到全国教育科学“十三五”规划课题（项目编号：BIA170177）的大力支持，也得到了国内外糖尿病学领域多位著名专家学者的指导和帮助，在此一并致谢。

湖南省糖尿病临床医学研究中心

南华大学内分泌代谢研究所　刘江华

南华大学附属第一医院内分泌代谢科

2022 年 4 月 23 日于衡阳

目 录

第一章　绪论

糖尿病是一种严重危害人类健康的慢性非传染性疾病，科学技术的发展促进了医学界对糖尿病的认识加深和诊疗上的技术进步。然而，糖尿病诊疗还面临着一系列的问题，有效的医患沟通有助于提高患者参与诊疗的主动性，有利于医患共同努力，降低糖尿病的发生率与并发症，提高治疗效果，增进全民健康。

第一节　糖尿病诊疗面临的挑战

糖尿病（diabetes mellitus）是一组由遗传和环境因素相互作用所致的代谢性疾病，是由于胰岛素分泌缺乏和/或其生物利用障碍导致碳水化合物、脂肪、蛋白质、水、电解质等代谢紊乱，以慢性高血糖为主要特征。慢性高血糖常导致眼、肾、神经系统和心血管系统等多脏器、多系统的慢性损害和功能障碍。中国是世界上糖尿病发病人数最多的国家，作为医务工作者，加强糖尿病防控，刻不容缓。

一、糖尿病流行病学现状

（一）糖尿病的流行病学

糖尿病是一种常见的慢性非传染性疾病，已成为严重危害人类健康的世界性公共卫生问题。2020 年国际糖尿病联盟（IDF）发布的数据显示，预计到 2045 年，全球糖尿病患者数将增至 7.0 亿。中国是糖尿病的高发地区，糖尿病患病形势尤其严峻。2019 年 6 月发布的《国务院关于实施健康中国行动的意见》指出，我国是糖尿病患病率增长最快的国家之一。近 40 年来，在生活方式改变、人口老龄化等多种因素的驱动下，我国糖尿病患病率显著增加。流行病学调查数据显示，中国成人糖尿病患病率从1980年的0.67%提高到2010年的9.7%，再提高到2013年的10.4%，呈较快升高趋势。

（二）糖尿病现状

由滕卫平教授和单忠艳教授团队完成的全国最新糖尿病流行病学调查（TIDE项目的糖尿病部分）结果发表于BMJ杂志，该流行病学调查收集了2015年至2017年中国31个省市自治区75880名18岁或以上的参与者横断面数据，分别参照2018年美国糖尿病协会（American Diabetes Association，ADA）和世界卫生组织（World Health Organization，WHO）标准对糖尿病的患病率以及不同地区、性别、种族的糖尿病患病率进行评估，并且对糖尿病的认识、治疗和控制情况进行评估。调查结果显示，根据WHO诊断标准，中国成人糖尿病总患病率为11.2%，估计糖尿病患者总数为1.298亿。农村和城市在糖尿病以及糖尿病前期的患病率上无显著性差异。男性糖尿病及糖尿病前期患病率更高。无论男女，50岁以上的糖尿病及糖尿病前期患病率更高。同时，糖尿病患病率存在区域差异，患病率最高的是北方，其次是西南、东北、南方、中部、东部和西北部，31个省市自治区中贵州省的糖尿病患病率为6.2%位于最低，内蒙古自治区为19.9%位于最高。糖尿病的知晓率城市居民明显高于农村居民。年轻患者和城市患者糖化血红蛋白水平控制良好的比例更高。与2010年的调查相比，2017年调查的数据显示中国糖尿病的控制有所改善，但与2013年的调查相差无几，这表明医疗体系需要进一步加强和完善，糖尿病依然是我国重要的公共卫生问题。

（三）糖尿病的危害

糖尿病具有高致死率、高致残率和高医疗花费的特征。根据国际糖尿病联盟的数据显示，糖尿病并发症有160余种。急性并发症包括糖尿病酮症酸中毒、糖尿病非酮症性高渗综合征、乳酸性酸中毒。慢性并发症包括糖尿病肾病、糖尿病性脑血管病、糖尿病性心血管病、糖尿病足、糖尿病性神经病、糖尿病眼病、糖尿病骨关节病以及糖尿病口腔疾病。伴发病及感染包括代谢综合征、低血糖症、性功能障碍（勃起功能障碍）以及急、慢性感染。80%的糖尿病患者死于心脑血管疾病，因为心脑血管疾病并发症而至患者寿命平均缩短5～10年。全世界每30秒就有一人因为糖尿病足而失去一条腿，而其中有85%的截肢是可以避免的。同时治疗糖尿病及其并发症的费用占据一个国家医疗支出的7%~13%。因此正确认识糖尿病的危害，做好并发症的防治，至关重要。

二、糖尿病的诊断标准与治疗策略

（一）糖尿病诊断标准（1999年WHO标准）

1. 具有典型糖尿病症状（烦渴多饮、多尿、多食、不明原因的体重下降），且随机静脉血浆葡萄糖≥11.1 mmol/L。

2. 或空腹静脉血浆葡萄糖≥7.0 mmol/L。

3. 或OGTT葡萄糖负荷后2小时血浆葡萄糖≥11.1 mmol/L。

4. 或糖化血红蛋白（HbA1c）≥6.5%［2020年版《中国2型糖尿病防治指南》将糖化血红蛋白（HbA1c）纳入糖尿病诊断标准］。

5. 无典型糖尿病症状，需改日复查空腹静脉血浆葡萄糖或葡萄糖负荷后2小时血浆葡萄糖以确认。

（二）糖尿病治疗策略

糖尿病的治疗包括饮食治疗、运动治疗、糖尿病教育、药物治疗及自我血糖监测五大基本治疗途径，又称“五驾马车”。糖尿病代谢手术治疗将成为2型糖尿病患者治疗的第六驾马车。糖尿病的治疗需根据患者的具体病情制定个体化治疗方案，个体化治疗方案的制订以方便、可及、适用、价廉、效优为主要原则，充分考虑治疗方案对患者的便利性及可操作性，有利于患者依从性的提高及日常管理的可持续性。

1. 糖尿病的教育与心理治疗　糖尿病患者一旦诊断即应接受糖尿病教育，教育的目的是减少无知的代价，增加关于糖尿病的知识并掌握糖尿病的自我管理方法；糖尿病教育需要患者及家属的密切配合，从而达到控制血糖、减少和延缓糖尿病慢性并发症的发生和发展。

2. 糖尿病饮食治疗　饮食治疗是各种类型糖尿病治疗的基础，糖尿病饮食治疗的基本原则是总热量控制，主食、副食、食用油都要控制，热量不能过多。同时要合理配餐，保证碳水化合物、脂肪和蛋白质适量，做到高纤维饮食和清淡饮食，戒烟禁酒。

3. 糖尿病运动治疗　规律运动可增加胰岛素敏感性，有助于控制血糖、减轻体重、降低血脂水平，减少心血管危险因素。成年2型糖尿病患者每周至少要有150分钟中等强度的有氧运动。一般来说，运动后合适的心率是170减年龄，比如60岁的人，170减年龄就是110次。

4. 糖尿病的药物治疗　2型糖尿病的药物治疗包括口服降血糖药、胰高血糖素样肽-1受体激动剂（GLP-1RA）和胰岛素治疗。2型糖尿病的药物治疗可根据病情采用阶梯式治疗，即先用饮食疗法和运动疗法；再用指南推荐的生活方式干预2～3个月；如血糖水平仍未达标，则使用一种口服降血糖药，视病情需要进一步联合口服降血糖药，或口服降血糖药联合胰岛素治疗；再根据病情需要，同时服用调血脂、降血压及其他药物，全面综合控制代谢指标。

5. 糖尿病的自我监测　通过血糖监测，有助于了解糖尿病患者动态血糖变化，有利于糖尿病患者的治疗和管理。血糖监测一般包括三餐前、三餐后2小时、睡前、凌晨3点血糖。此外，还应定期（一般3个月左右）监测糖化血红蛋白、尿常规、肝肾功能、心电图和眼底变化等。

6. 糖尿病代谢手术治疗　经生活方式干预和各种药物治疗难以控制的2型糖尿病或伴发疾病，且符合手术适应证，年龄在18～60岁之间，身体状况较好，手术风险较低的患者，可考虑代谢手术治疗。

三、糖尿病相关指南

（一）国际指南及其进展

美国糖尿病协会（ADA）制定的《糖尿病医学诊疗标准》旨在为临床医生、患者、研究人员等提供糖尿病管理要素、治疗目标和治疗质量的评估工具，已成为指导临床医生进行糖尿病临床实践的权威指南之一。2020版《ADA糖尿病诊疗指南》中进一步阐明并推荐或反映新证据的细微变化，还有更多更具实质性的修订和更新。

1. 2型糖尿病（T2DM）的降血糖药治疗　强调在T2DM选择降血糖药时，倡导以患者为中心的理念，基于患者偏好和临床特征，考虑特定药物的不良反应，尤其是低血糖风险和体重影响、安全性、耐受性等因素。对于T2DM患者，若无禁忌证且可耐受，推荐二甲双胍作为其首选用药，且一旦起始应一直保留在治疗方案中，其他药物（包括胰岛素）应加入到二甲双胍治疗方案中。同时新型降血糖药GLP-1RA地位显著提升，在多种情况下，GLP-1RA类药物为联合用药的优选之一。

2. 糖尿病的分类和诊断　关于成人起病的缓慢进行性自身免疫性糖尿病是否应该被称为成人晚发自身免疫性糖尿病（LADA）仍存争议，但是出于分类的目的，由自身免疫B细胞破坏介导的所有形式的糖尿病都被归入1型糖尿病范畴。新增1项推荐，即计划怀孕、超重或肥胖和/或有1个或多个其他糖尿病危险因素的女性，应考虑进行糖尿病前期和/或T2DM的筛查。在“囊性纤维化相关性糖尿病（CFRD）”部分增加了使用HbA1c检测CFRD的注意事项。2020年的诊疗标准新增关于“胰腺性糖尿病或外分泌胰腺疾病背景下的糖尿病”部分来描述该类型糖尿病及其各种病因。修订了“妊娠糖尿病（GDM）”部分，筛查与诊断GDM的两步法不再包括国家糖尿病数据组标准。

3. 糖尿病的医疗管理改善与人群健康促进　新增药物费用，特别是胰岛素费用增长方面的信息；新增“流动和季节性农业工人”的部分，以探讨管理该类人群T2DM所面临的特有挑战。

（二）《中国糖尿病防治指南》的发布及其进展

《中国糖尿病防治指南》由中华医学会糖尿病学分会（CDS）组织编写、修订，于2003年首次发布，并于2007年、2010年、2013年、2017年、2020年进行5次修订。与2017年版相比，2020年版《中国2型糖尿病防治指南》结合最新的糖尿病防治相关研究，对很多内容进行了更新，其内容更具科学性和时效性，主要更新要点如下：

1. 患病率　中国2型糖尿病患病率呈上升趋势，2020年版指南更新最新流行病学调查数据显示，糖尿病患病率为11.2%（WHO标准）。

2. 诊断标准变化　新增糖化血红蛋白（HbA1c）纳入糖尿病诊断标准，并建议在有严格质量控制的实验室，采用标准化方法测定的HbA1c≥6.5%可以作为糖尿病的补充诊断标准。

3. 新增个体化HbA1c控制目标设定的主要影响因素　HbA1c控制目标应遵循个体化原则，年龄较轻、病程较短、预期寿命较长、无并发症、未合并心血管疾病的2型糖尿病患者在没有低血糖及其他不良反应的情况下可采取更为严格的HbA1c控制目标，反之则采取相对宽松的HbA1c控制目标。

4. 高血糖的药物治疗要点　生活方式干预和二甲双胍为2型糖尿病患者高血糖的一线治疗。生活方式干预是2型糖尿病的基础治疗措施，应贯穿于治疗的始终。若无禁忌证，二甲双胍应一直保留在糖尿病的治疗方案中。合并动脉粥样硬化性心血管疾病（ASCVD）或心血管风险高危的 2 型糖尿病患者，不论其 HbA1c 是否达标，只要没有禁忌证，都应在二甲双胍的基础上加用具有 ASCVD 获益证据的 GLP-1 受体激动剂或钠-葡萄糖 2 型转运体（SGLT2）抑制剂。合并慢性肾脏病（CKD）或心力衰竭（简称心衰）的 2 型糖尿病患者，不论其 HbA1c 是否达标，只要没有禁忌证，都应在二甲双胍的基础上加用 SGLT2 抑制剂。合并 CKD 的 2 型糖尿病患者，如不能使用 SGLT2 抑制剂，可考虑选用 GLP-1 受体激动剂。

5. 糖尿病治疗路径更新　对于 2 型糖尿病患者来说，经过生活方式干预和二甲双胍一线治疗后：①若 HbA1c 不达标，可以进行二联治疗，加用胰岛素促泌剂、糖苷酶抑制剂、DPP-4 抑制剂、噻唑烷二酮类（TZD）或 SGLT2 抑制剂，药物排名不分先后，根据个体化原则选择治疗药物；也可使用注射类药物 GLP-1 受体激动剂或胰岛素治疗，其中胰岛素推荐基础胰岛素。②若合并 ASCVD 或有高危因素、心衰伴慢性肾脏病，ASCVD 或有高危因素者可加用 GLP-1 受体激动剂或 SGLT2 抑制剂；心衰患者可加用 SGLT2 抑制剂；CKD 患者可加用 SGLT2 抑制剂或 GLP-1 受体激动剂。若经过二联治疗后，HbA1c 仍不达标，在上述治疗的基础上可加用一种其他类别的药物，但需注意心衰患者不能用 TZD。如果经过上述治疗 HbA1c 仍然不达标，可以采用胰岛素多次注射，选择基础胰岛素＋餐时胰岛素方案或者预混胰岛素方案，两种方案可以互换。

6. 关于 2 型糖尿病患者的体重管理　超重和肥胖的成人 2 型糖尿病患者的管理目标为减轻体重的 5％～10％。超重和肥胖的成人 2 型糖尿病患者的体重管理方式包括生活方式干预、药物、手术等综合手段。肥胖的成人 2 型糖尿病患者尽量通过生活方式及药物治疗，若血糖仍然控制不佳者建议代谢手术治疗。

7. 血糖监测　葡萄糖目标范围内时间（TIR）纳入血糖控制目标，即将 TIR 纳入到血糖控制目标中。2019 年发布的 TIR 国际共识推荐 1 型及 2 型糖尿病患者的 TIR 控制目标为＞70％，但应高度个体化，同时关注低血糖以及血糖波动。

8. 低血糖分类　关于低血糖分类，国内目前尚无循证医学证据，2020 年版指南更新参考了 ADA 标准，分成：

（1）级低血糖：血糖＜3.9 mmol/L 且≥3.0 mmol/L；

（2）级低血糖：血糖＜3.0 mmol/L；

（3）级低血糖：没有特定的血糖界限，伴有意识和/或躯体改变的严重事件，需要他人帮助的低血糖。

9. 更新 CKD 进展风险及就诊频率　根据 eGFR 情况，CKD 分期仍采用 1～5期，其中 3 期分成 3a、3b 期，建议根据肾脏损害的程度确定每年复查的次数。

四、糖尿病诊疗存在的主要问题

（一）患者方面

1. 对糖尿病认识不足　患者的文化层次不同，对糖尿病的认识程度也不同。虽然现在糖尿病发病年轻化，但主要还是集中在中老年人群。尤其是生活在农村的这部分人群普遍文化水平低，他们不可能从报刊杂志、网络上去了解糖尿病的知识。因此想让他们正确认识糖尿病就变得相当的困难。

2. 传统观念影响　在我国农村，仍然流行着“能吃能睡就没病”的观念，而糖尿病恰恰就是能吃，所以，很多患者错过了早发现、早治疗的时机。多数人都是因为糖尿病的并发症才发现糖尿病的。部分老百姓迷信特效药和所谓偏方，听信虚假宣传，导致延误治疗。

3. 经济因素　糖尿病及其并发症不仅危害患者健康，也给社会和患者家庭带来沉重的经济负担。尤其是经济不发达地区的患者为了节省费用未规律治疗导致严重并发症。据统计，2013 年，糖尿病治疗人群医疗总费用为 850 亿元至 1000 亿元；截至 2019 年，我国每年在糖尿病治疗上的相关支出高达 6100 多亿元，居世界第二。作为一种慢性疾病，糖尿病及其并发症会使患者遭受长期身心痛苦，较长的治疗周期也会给低收入人群家庭造成沉重经济负担。这些都可能导致患者出现严重的心理障碍，导致治疗中断，最终进一步加重病情，形成恶性循环。

（二）医护人员方面

1. 管理模式不健全　一是缺乏以专科医生为核心的糖尿病管理团队。专科医生临床工作量大，无法系统随访跟踪患者的病情，导致患者失访或者治疗中断。二是缺乏以专科护士为主的糖尿病教育团队。导致糖尿病教育不能有效落实，大部分患者因缺乏糖尿病知识导致防治效果差，依从性差。三是糖尿病患者管理系统不完善。患者－家庭医生－三级医院双向转诊管理模式是糖尿病治疗的有效途径，通过健康档案、定期随访及时了解患者的饮食、运动、服药、血糖等情况，便捷了解患者的身体状况，做到早发现、早治疗，有效控制和预防糖尿病，降低医疗难度，降低医疗费用。但是，这个系统还不完善。

2. 医患沟通存在问题　一是医患沟通不到位。门诊医生工作量大，患者就诊时间有限，医护工作者忙于诊断、治疗，还有教学、科研，时间和精力有限，这在一定程度上影响了医患沟通的效果；也有一些医护工作者对医患沟通不够重视，存在走形式的现象。二是沟通方式缺乏创新。目前医患沟通的方式主要是当面语言沟通、电话和短信沟通，而面对懂电脑、会上网的年轻化新群体，沟通方式的创新还不够。三是沟通技能有待提高。我国医护工作人员缺乏专门的沟通技能训练，有的医护人员对患者心理把握不准，不能有的放矢；有的医护人员沟通中的察言观色、灵活处理能力不足，导致了沟通效果不佳。

（三）医疗机构方面

1. 医患沟通促进制度不够完善　目前，一些医疗机构尚未制定医患沟通促进制度，一些机构虽有制度但不够完善，均存在重病情沟通、轻情感沟通，重院内沟通、轻院外沟通，重沟通一般要求、轻沟通效果考核的现象，影响了医患沟通的质量和效果。

2. 医学科普宣传机制不够完善　目前，一些医疗机构缺乏健全、完善的科普组织网络及科普管理机构，缺乏包括糖尿病在内的科普工作计划、实施方案，导致难以系统性推进科普宣传活动，制约了糖尿病知识、生活方式、用药等方面的科普宣传效果。

3. 慢病随访制度落实不力　目前，一些医疗机构针对糖尿病等慢性病患者出院后的随访制度落实不力，存在流于形式的现象，缺乏具体的干预内容，或干预内容过于注重药物治疗，缺乏生活方式等内容的干预。

（四）社会方面

1. 医保政策局限　糖尿病作为特殊慢性病种可以享受门诊费用报销，但整体而言，报销门槛较高，报销比例较低；住院可以报销，门诊不能报销，患者在家自我监测血糖费用也不能报销，导致了我国糖尿病患者个人经济负担较重。

2. 基本公共卫生服务管理存在薄弱环节 我国虽然从2009年起将糖尿病纳入国家基本公共卫生服务管理项目在全国推广实施，但由于基层医务人员紧缺、相关专业知识不足，导致了基本公共卫生项目难以规范化、同质化。

3. 防治效能不足 目前针对糖尿病高危人群及糖尿病患者慢性并发症的筛查率低；目前的防控机制难以实现糖尿病患者管理干预全覆盖；基于人工智能、“互联网+医疗”技术的智慧健康管理，对于糖尿病防治工作的促进与推动作用发挥不够充分；基于专业公共卫生机构、综合和专科医院、基层医疗卫生机构的“三位一体”重大疾病防控机制不够健全，信息共享、互联互通不够到位。

总之，糖尿病诊治是一个系统工程，需要依靠患者-家庭-社区-医院-政府-社会力量及资源的整合，形成糖尿病全方位、全病程管理的综合体系，提高糖尿病患者管理能力和水平。

第二节 医患沟通概述

医患沟通属于人际沟通范围，但因医患之间关系的特殊性，医患沟通的内容、模式、策略、目的及遵循的原则也与一般人际沟通存在一定区别。

一、医患沟通的概念

医患沟通（doctor-patient communication）是一种特殊的人际沟通，其概念有广义与狭义之分。

（一）广义的医患沟通

广义的医患沟通是指各类医务工作者、卫生管理人员、医疗卫生机构和医学教育工作者围绕医疗卫生和健康服务的法律法规、政策制度、道德与规范、医疗技术与服务标准以及医学人才培养等方面，以非诊疗服务的方式与社会各界进行的沟通与交流，如制定新的医疗卫生政策、修订医疗技术与服务标准、公开处理个案和健康教育等等。广义的医患沟通可产生巨大的社会效益和长久的现实意义，它不仅有利于医患双方个体的信任合作及关系融洽，更有益于推动医学发展和社会进步。

（二）狭义的医患沟通

狭义的医患沟通是指在医疗卫生和保健过程中，医务人员用语言、行为和神态等方法与患者进行信息、思想和情感的交流，医患双方围绕疾病的诊疗、健康教育及相关因素等主题，以医方为主导，通过多种方式与途径进行全方位的交流，科学指引疾病诊疗，使医患双方达成共识并建立信任合作关系，共同维护人类健康、促进医学发展和社会进步。通过有效的医患沟通，可以提高诊疗技术与人文服务水平，取得患者和社会的信任与合作，促进医学事业与社会文明进步和发展。本书中的医患沟通主要是指狭义的医患沟通。

医患沟通作为一种特殊的人际沟通，主要由医患沟通信息的特殊性决定。医患沟通的信息包括患者的疾病信息、医者的诊疗信息和相应的健康教育，还涉及与之相关的法律规章、情感意志、文化背景、价值信念、道德伦理、经济利益、文化习俗和社会心理等，这些复杂的信息共同组成了医患沟通兼顾专业信息与人际个性信息的特点，在沟通中通过语言、行为及环境等以多途径、多形式进行传递。

二、医患沟通的原则

医患沟通是一门艺术，把握好医患沟通的原则对获得良好的沟通效果、建立和谐的医患关系有着重要作用。在医患沟通时应遵循下列基本原则。

（一）尊重原则（Respect principle）

尊重患者是获得良好沟通的基础与前提，尊重患者就是尊重患者的权利，维护患者的人格尊严，双方应在人格平等的基础上互相交流。沟通者不仅要从心理上尊重患者，更要从沟通的过程中表现出对患者的尊重。耐心倾听患者的想法，感受患者的情绪，用和蔼的态度解答患者的疑惑也必不可少。

（二）医方主动原则（Doctor active principle）

通常医患双方的技术沟通中医务人员处于更主动的地位。在技术沟通的过程中，一般是医方主动提供医疗方案，然后由患方选择。在非技术沟通方面，由于患者身患疾病，容易受不良情绪和异常情感的控制，医方的主动态度也有利于和谐医患关系的建立。

（三）专业原则（Professional principle）

医患沟通的一个主要内容是患者的疾病和诊疗信息以及相应的健康教育，属于医学的范畴，带有很强的专业性。医患沟通的专业原则即指在医患沟通中医生能较全面地掌握患者疾病的相关专业知识，同时在医患沟通中要将医学专业知识通俗化，通过通俗的语言、形象的比喻等让患者完全知情和理解，从而更好地配合医生的检查和诊疗。

（四）平等原则（Equality principle）

虽然在医疗技术层面医方是主动的，但是在医患沟通中医生和患者应该是平等的。这种平等关系既包括医患双方的平等，还包括医方在对待不同患者时应采用平等的态度。保持医患之间的平等关系有利于医患交流，对患者一视同仁有利于和谐医疗关系的建立。

（五）详尽原则（Detail principle）

在医患沟通中，医生告知患者的疾病和诊疗信息时一定要详尽，患者及其家属在了解所有治疗方法的利弊得失之后，和医务人员共同参与医疗决策制定，医患之间才能真正的和谐，也有利于减少医疗纠纷。

（六）换位原则（Transposition principle）

医务人员在与患者及其家属沟通时，应尽量站在患者的立场上考虑问题，想患者所想，急患者所急。共情作为医患沟通的基石，通过用心倾听、用心体验，真心实意地帮助患者，有助于减轻患者压力，改善医疗服务质量。

（七）保密原则（Confidentiality principle）

医疗保密是医疗实践中的一个重要道德原则。保密，不仅是诊治患者疾病的需要，也是对患者隐私权的尊重。医疗保密是患者的基本权利，医生为患者保密是医生的责任和义务。患者出于诊治疾病的需要使医生知晓自己的隐私，但医生没有权利泄露患者的信息，这对建立相互尊重、相互信任的医患关系十分重要。患者要求保护隐私的权利与医生的医疗保密的义务相对应。

（八）适时原则（Timely principle）

对有侵害患者身体的医疗行为（包括医疗行为的利弊、费用、替代方案等）和可能的医疗风险、医疗后果应当事前告知，获得患者及家属的理解。如果事后沟通，则侵犯了患者的知情同意权，导致患者和家属的不满，引起医疗纠纷。如果医院履行告知义务过于迟缓或滞后，不适时地履行本应在合理期间内完成的告知义务，就会导致医院自己承担不利的法律后果。

三、医患沟通的内容

构建和谐的医患关系，必然涉及医患间的技术与非技术两个层面。因此，医患沟通的内容也包括技术沟通和非技术沟通两部分。

（一）技术沟通

在技术沟通中，医方需要向患者及家属提供的主要信息包括：患者目前的病情（包括疾病名称、诊断依据、疾病性质、严重程度、检查结果等）；准备实施的检查、治疗措施（包括检查项目、治疗目的、效果、可供选择的治疗方案，各种方案的利、弊，可能的并发症、风险、副作用及不良后果，所需费用等）；患者拒绝治疗或者检查时可能导致的不良后果；在医疗单位不具备治疗条件、设备或者技术水平达不到、治疗效果不理想的情况下，医生有转诊的告知义务。以上告知及沟通必要时均应以知情同意书形式签订，以保障医患双方的权益。同时，患者也需要向医方提供其疾病的相关信息，包括：患者的病情主诉（包括症状、既往检查结果、以往的治疗方案和诊疗效果），心理感受和情绪状态，对疾病和治疗相关医学知识的了解，对健康教育和疾病预防的了解，家庭情况、经济状况、文化习俗和对疾病结果的期望等。

良好的技术沟通对病史的采集、诊断的确立、检查的进行以及疗效的提高起着重要作用。对医方来说，医患沟通不仅有助于医生了解患者病情从而正确诊断和治疗，也能使医方了解患者的需求，不断完善服务项目、提高服务质量、增进服务水平；对患方来说，医患沟通能促进患者更全面真实地反映病情，在医生的帮助下做出合理的医疗决定，也可促进患者对医方的了解，正确地选择医院和医生。

医学具有很强的专业性，医务人员在履行对患者的告知义务时，必须力求通俗易懂，以便患者能够理解并配合医生的工作。同时，由于情感对医患沟通的信息有筛选、加工甚至误导的作用，为了达到对疾病准确诊断、正确治疗的目的，医生在技术性沟通中应当“去情感、去情绪”，对患者保持适当的情感中立。

（二）非技术沟通

非技术沟通包括与患者的疾病信息和医者的诊疗信息相关的价值信念、伦理观念、经济利益、法律规章、文化习俗和情感意志等。

在医患之间的非技术沟通中，医方应该了解患方的心理个性、康复期望、经济情况、宗教信仰和文化习俗，对患者应给予真诚的关怀和爱护，努力争取患方的信任和配合；患方应该提供自身相关信息包括家庭情况、经济情况、文化背景、对疾病的期望和自身心理等，并积极乐观地配合医生诊疗。

良好的非技术沟通有利于患者对诊疗的合作。当患者感觉到医务人员了解他、关心他、照顾他，并以最佳方案为他治疗时，他会很快摆脱孤独和无助感，感到有希望、有信心，情绪稳定，并且能愉快主动地配合治疗；而当患者感觉医护人员态度冷淡、语言冷漠、诊断治疗草率，可能使患者丧失信心、精神萎靡，不遵从医嘱甚至拒绝治疗而导致病情恶化。

良好的非技术沟通还有利于患者保持积极的心态。积极的心态本身就有助于患者的康复，患者对医务人员的尊重、医务人员对患者的信任有助于医疗活动的展开；而患者的康复又能给医务人员带来成就感，使他们获得实现人生价值的体验和肩负职业责任感的满足，从而以更大的热情投入到医疗工作中。

在实际的医疗活动中，技术与非技术两方面的医患沟通相互依赖、相互影响。成功的非技术沟通有利于医生采集病史，促进患者对检查和治疗的遵从性，从而促进技术沟通；反之，则会阻碍技术沟通。同样，技术沟通的成功有利于非技术层面的沟通，技术沟通的失败，如医生的误诊和无效处置等，会损害非技术沟通。可见，对于建立良好的医患关系来说，两方面的沟通和相互作用都很重要。值得注意的是，由于长期受生物医学模式影响，非技术沟通没有引起医务人员的足够重视，大多将重心放在医患之间的技术关系上，而忽略了医患的情感交流，使医患沟通过于狭窄，同时也使“知情同意”形式化、片面化，从而使这一本来是维护患者利益的权利遭到来自患者的反对。因此，在医疗活动中应该将技术沟通与非技术沟通有效地统一起来。

四、医患沟通的模式

（一）以“患者为中心”的医患沟通模式

“以患者为中心”的医患沟通模式，强调沟通过程中不仅有患者的“疾病”信息沟通，还要有“患病”信息的沟通。要求医务人员从患者心理、社会、医学的三维角度进行思考，通过沟通对患者和疾病均有全面和完整的认识，同时也要求医务人员收集患者心理和社会方面的资料，尤其应留意患者的感受、情绪、对疾病的认知度、对沟通和预后的期望值，并运用观察、交谈、心理测试、问卷调查等方式进行心理分析和评价，充分考虑患者个体的需要，选择人性化、个性化的沟通方式。

（二）“共同决策”的医患沟通模式

医患共同决策是指在进行医疗决策时，医务人员首先充分告知患者及其家属（或监护人等）各种治疗方案的疗效、优势以及风险等，而患者及其家属（或监护人等）通过权衡这些利弊，与医务人员充分沟通，告知医生对疾病及相关风险等的观点，最后医患双方共同做出医疗决策。这种模式通过在诊疗过程中医患共同参与决策的形式来实现，并且需要医生鼓励患者共同参与完成，让患者更大程度地参与诊疗活动，从而增加患者的依从性及配合度，使其就医行为能发挥更大的作用，达到更好的疗效。

五、医患沟通的流程

现以患者为中心的医患沟通为例，介绍医患沟通的流程。

（一）建立信任

沟通交流环境要求安静、明亮，温湿度适宜。帮助患者保持体位的舒适，有利于沟通的持续。

根据患者的身份、年龄特征等给予合理的称呼，让患者体会到被尊重的感觉，从而更好地配合治疗。

真诚的向患者进行自我介绍，包括个人姓名、角色称呼与工作职责等，告知患者可以为其提供何种类型、何种范围的疾病相关指导与咨询服务。

通过通俗易懂、语气轻柔的聊天方式，了解患者糖尿病的病程、目前的治疗、检查、服药状况以及自我感觉，等等，可进行适时适度的提问，但不随意打断患者的谈话。

以诚恳的态度征求患者的意见，包括患者最关心、最想了解的内容，希望获取哪方面的帮助，可引导性的谈话鼓励患者表达自己的真实情感。

（二）采集信息

1. 基本信息采集　首先进行自我介绍，然后询问患者的年龄、文化程度、民族、宗教信仰、经济状况、医疗费用支付方式、职业、婚姻情况等情况。

2. 疾病史资料采集　包括以下 4 个方面：

（1）患病及诊疗经过：①询问患者的起病时间、主要症状及其特点，是否到过医院就诊，做过哪些检查（如血糖多少、诊断如何）；②有无相关诱发因素；③治疗情况如何（用过何种降血糖药、疗效如何）；④现因何种情况入院（目前精神、胃口、大小便、睡眠情况怎样）。

（2）生活习惯及心理－社会状况：①了解患者是否存在吸烟、酗酒、不合理膳食、压力大等不良生活习惯；②了解患者的每天饮水、饮食及用药情况，收集具体信息并记录；③了解患者是否存在焦虑、抑郁等心理状况，治疗依从性如何；④了解患者对疾病知识的认知程度如何，家庭成员对该疾病的认识程度和态度；⑤了解患者所在社区的医疗保健服务情况；⑥了解家族具有血缘关系的亲属中有无类似患者或糖尿病确诊患者，等等。

（3）并发症相关信息：①询问患者关于糖尿病心血管疾病、糖尿病视网膜病变、糖尿病肾病、糖尿病足、糖尿病性周围神经病等相关临床症状；②询问患者既往有无高血压、高血脂病史、肝脏病史、内分泌疾病（如甲状腺功能亢进、库欣综合征、生长激素瘤、嗜铬细胞瘤等影响血糖升高的疾病）、肿瘤、胰腺手术、外伤、炎症病史。

（4）注意事项：在采集信息的过程中，问诊要有条理，围绕病情询问，抓住重点，不要受患者影响将话题扯远，问诊语言要恰当，勿出现专业术语及暗示性问诊。

（三）给予信息

在给予信息的过程中，应遵循以“患者为中心”的原则，医务人员根据患者的实际情况提供信息，鼓励患者主动参与并自主决定。患者是自身需求、资源和价值方面的专家，有效的治疗需双方共同努力，探讨适合患者的个体化自我管理计划。

该过程需总结评估内容，肯定患者目前做得好的方面，并委婉地指出不足，不要面面俱到，但给予的信息及传授方式必须通俗易懂，可借助教育材料或工具，要求患者回授。回授时请患者或家属以舒适的方式，用自己的话语复述需要掌握的信息或演示他们所掌握的技能，医务人员需承担沟通清楚的责任，必要时需再次解释。

（四）设定目标

目标设定是将患者的自我管理和行为改变意图转换为目标的过程，是一种常见的、行之有效的行为干预策略。成功的目标设定的关键是以患者为中心，强调患者的积极参与。患者有权利和责任选择适合自己的目标，目标设定注重双方的沟通与协商，医务人员应避免使用指导性的话语告诉患者应该怎么做，医务人员的作用是帮助患者明确在自我管理方面存在的问题，提供建议与咨询，与患者一起协商制定个体化的目标。

1. 确定目标　患者的心理、健康状况、对糖尿病自我管理的态度及行为改变的意愿等是决定患者设定合理目标的关键因素，不直接给患者提建议，尊重患者的选择，询问患者希望达到的目标、改变的意愿、打算怎样改变，帮助患者认识其自我管理的现状和存在的障碍，最终确定行为改变的主要目标。共同决策在提高糖尿病患者治疗满意度，改善决策质量，减少决策冲突方面具有重要意义。共同决策的实施有效拉近了医患之间的距离，同时增加了医患双方互动交流的机会，也有利于医生更全面地掌握患者情况。

2. 分解目标　通过评估，医患双方达成共识，明确了存在的问题和患者愿意改变的行为，然后双方一起设定目标。设定目标要以患者为中心，可以由患者自己选择或与医务人员一起协商制定。设定目标的时候，需要注意目标必须与行为相关；目标清晰、具体、明确，可观察和测量。同时，目标要合理但又有挑战性：不要太难让患者感觉无法完成而受挫折，也不能太容易让患者感觉不到达成目标的乐趣。避免一次设定太多的目标，一般不超过 2 个。一次设定的目标太多，患者很难达到，并有很大的压力，容易产生受挫感，不利于行为改变。根据患者选择的目标提供行动路线，细化目标内容，评估患者达成目标的信心。要把目标记录在病历上，以利于在以后的会谈中进行针对性的教育。

3. 制订行动计划　就选择的目标合作协商具体的行动活动内容、频率、强度和时间安排，要有具体、有时限、可实现和可衡量行动评价指标。

4. 追踪效果　制订行动计划后，患者开始实施，要求患者记录自己的行为，记录成功和失败的经历，通过个别会谈、小组会谈或电话回访等方式提供鼓励和支持，包括咨询患者近期主要自我管理行为和目标行为变化；评估目标达成情况，分析目标没有达成的原因，修改目标或继续执行目标。目标达成后可以给患者适当奖励以鼓励患者继续坚持，进一步落实计划，促进其目标行为的实现和维持；同时询问患者需求，增进相互信任。

（五）结束会谈

询问患者是否有其他问题；感谢患者的参与；确定下次见面的时间。

无论何种方式的健康教育都需要与患者进行沟通，通过沟通的过程把疾病的相关信息传达给患者。由于患者来自不同的原生家庭，受教育程度、家庭功能、社会支持等各种因素的影响，导致对疾病知识的理解、接受程度也会各不相同，因此，需要医护人员采用不同的沟通技巧来帮助患者理解和接受疾病相关知识，重建健康的生活方式，控制病情，提高生活质量。

六、医患沟通的策略

有效的医患沟通不仅需要医者具备较高的人文素养、医学知识和沟通技巧，在沟通时机、沟通场所以及沟通方式上也需要讲究策略才能达到理想的效果。

（一）恰当的沟通时机

医患沟通贯穿于医疗活动的全过程，原则上医患沟通要做到时间全程化。即在门诊、治疗、收费、入院、住院期间及出院等过程中，根据患者的病情变化和合理需要及时进行沟通，但是要注意把握好时机，特别是传达不幸消息的时候。比如，当患者及家属的工作、家庭出现问题而情绪低落的时候，这时告知患者病情严重，治疗效果欠佳，患者可能出现抵触情绪、愤怒、不满，有些甚至轻生，从而容易出现医患纠纷。因此，在医患沟通中要充分考虑到时机问题。

（二）合适的沟通场所

不同的场合对医患沟通效果有不同的影响。一般来说，患者对沟通场所越熟悉，医患交流就越顺畅，效果也越好，反之，患者容易产生紧张、不安、猜疑、担忧的心情，从而影响医患沟通的效果。例如，与住院患者在病房交谈的效果优于在医生办公室交谈。它不仅充分显示医务人员与患者地位的平等，缩短了医患间的距离，而且更能体现患者的自尊和自主性，并向患者传递了一种亲人般的关怀情感，使患者增加对医务人员的信任，患者的依从性得以提高，可以增强医生对患者治疗疾病的信心，医患关系步入良性循环，最终有利于疾病的救治。但沟通的场所也需因情况而异。例如当沟通内容涉及患者隐私或者不方便公开的内容时，应选择较为合适的场所。

（三）适宜的沟通方式

医患之间的谈话，是直接、对等的情感、知识、心灵的交流和沟通，医患关系的形态，在一定程度上取决于交谈的成效。有效的医患沟通并非简单的对话，而是通过沟通达到在疾病、情感等方面的共识。在沟通的方式中语言和非语言沟通均占有重要地位。据研究显示，医患之间的沟通，重要的沟通法则一赢得患者信赖的“73855”定律。具体说，一次有效的沟通中，语言仅占7%，语调音色占38%，肢体语言占55%。例如平缓低调的语气有助于减轻患方的焦虑；寒冷天气时边和患者交谈边将听诊器捂热后再给患者听诊，患方能感受到医生的细心、爱心，从而增加对医生的信任，等等。这都说明，在医患交往中医务人员的一颦一笑、一言一行都会影响沟通的效果，医患有效沟通是全方位、立体的。

针对不同的患者和不同的疾病应采取不同的沟通方式。国外大量文献显示，男女两性在沟通交流风格上存在显著差异。男性多倾向于针对实际行为讨论实质问题，如事实是什么，下一步怎么办；而女性则更倾向于试图通过情感来解决问题。妇产科许多疾病与内分泌有关，如产后抑郁症、卵巢早衰、更年期疾病等，这也从一个方面说明成年女性是一个身体健康受情感明显制约的群体。为了与成年女性患者取得良好的沟通效果，有意识地认同一种较为情绪化的沟通方式，对于融洽医患关系是非常有效的，这一点对于妇产科医生尤为重要。同时，对于不同患者群体应采用不同的方式。比如胃溃疡患者可以直接告诉患者疾病的情况、治疗方式、预后等，但是对于胃癌的患者则不能直截了当，而应该根据患者的身心特征和家庭情况选择合适的沟通方式。

七、医患沟通效果的评价方式

（一）专家或教师评价

专家或教师作为评价者对医患沟通态度、技能、知识进行评价。

（二）自我评价

自我评价多用于评价医患沟通态度和沟通意愿等主观情感领域方面，通过自我评价有针对性地发现自己的优势与劣势，有助于沟通能力的提高。

（三）患者及家属评价

由患者对医护人员沟通能力进行评价，包含在患者满意度评价中，通常采用问卷调查法。

（四）标准化患者评价

标准化患者（SP）评价是站在患者的角度对医护人员沟通能力进行评价，

这种评价方式较为客观、有效，所以在关键性考核中常用。

（五）沟通能力 360 度评价

360 度评价也称全方位反馈评价或多源反馈评价，是以 Donaldson & Kurtz 的人际沟通模型为基础发展而成的、由多个医学学者组成的团队对医护人员进行的评价，具有评价主体多元、评价方法客观、评价视角全面的特点。

第三节　糖尿病医患沟通的意义与技巧

医患沟通在糖尿病的诊疗过程中有着极其重要的作用，良好有效的医患沟通是医患之间双向交流的桥梁，是实现医患双方共同的目的即恢复患者健康的重要途径。

一、糖尿病诊疗医患沟通的特点

糖尿病是一种长期慢性疾病，其患病人数逐年增高，虽然临床尚无根治的特效手段，但是科学技术的发展促进了医学界对糖尿病的认识，加深诊疗技术的进步，并不断涌现出诊断和治疗糖尿病的新方法、新技术、新证据。

（一）糖尿病诊断沟通的特点

糖尿病的诊断并不复杂，却是一种需要终身治疗和定期复查的疾病，对于患者而言，他们缺乏专业的医学知识背景，对疾病的自然规律认识也不足，做到从科学层面理解疾病的病因、诊断、治疗及预后并非易事。因此，在诊断过程中，医生应该走进患者内心世界，采用语言与非语言有机结合的方式与患者进行沟通，并注意避免使用专业术语，只有这样才能让患者充分了解疾病，接受诊断，并积极参与配合。

（二）糖尿病治疗沟通的特点

糖尿病治疗是由健康教育、饮食疗法、运动锻炼、营养治疗、心理治疗、药物治疗与代谢监测共同构成的综合性过程。随着医学科学技术的发展，近年来，代谢手术、细胞疗法等新的治疗方式方法逐渐产生。然而，无论哪种治疗方法，都需要患者的主动参与，才能有效地控制血糖，预防并发症。医生应该根据患者的不同情况进行个体化指导，对患者提出的问题耐心解释，鼓励和安慰患者消除顾虑。全面、客观、准确的医患沟通能使患者充分理解各种治疗方案的目标与要求，主动配合治疗，增强战胜疾病的信心，从而达到恢复健康的目的。

二、糖尿病医患沟通的意义

（一）有利于创建医患共抗疾病联盟

1. 使医生更好地了解病情与诊治疾病　良好有效的医患沟通有助于医务人员对糖尿病患者疾病相关信息进行详细了解，也有利于患者提供完整的既往病史、既往诊疗结果、家族史等，使病史获取更加完整；同时，良好的医患沟通还可以使患者积极配合医生的检查，有利于医生对患者疾病的诊断并做出及时正确的治疗。

2. 使患者更好地配合治疗而治愈疾病　有效的医患沟通可以让患者感觉自己受到重视，产生对医生的信任感，尽快适应医院环境及相关医疗规定，同时减轻担心和焦虑，积极主动地配合诊疗。良好的医患沟通也能让患者的心情平和、情绪平静、对战胜疾病充满信心，这种良好的心态对患者的康复有着重要的作用；同时，通过良好的医患沟通，患者对于疾病有较全面和系统的了解，及时反馈诊疗信息，患者的理解与配合是取得良好治疗效果的重要组成部分。

3. 既维护患者权利又提升医疗水平　通过医患沟通，患者对糖尿病的诊断、治疗、预后、预防、医疗费用以及其他相关知识有全面的了解，患者在对疾病认知、了解的基础上结合自身的价值观念、文化背景、家庭情况、经济条件、医疗保险等方面的情况，更好地做出最适合自己利益的选择。良好的医患沟通有利于取得患者的信任和配合，医生能大胆进行医疗科研探索，总结并丰富新的临床经验，特别是风险性较大的治疗方案和技术得以探索实施。这不仅有利于提高医生个人的诊疗水平，还为临床医学的发展创造了有利的条件。

（二）有益于构建和谐医患关系

在构建社会主义和谐社会的时代背景下，医院是构建和谐社会的组成部分之一。构建和谐医院，建立和谐的医患关系是全社会的共同心愿。医学科学是所有科学中最复杂、最顶尖和未知领域最多的一门科学，医疗行为是在人体上进行的具有一定危险性、伤害性的行为。由于人体结构及病理变化的复杂性，任何医生判断病因、估计医疗效果都有一定的不确定性。尽管随着医学的进步，医疗技术水平的不断提高，医生对某种疾病的治疗方法在一般情况下是有效的，但仍不能保证在患者存在个体差异、疾病具有个体特殊性的情况下，某种治疗方法对患者就百分之百适用和有效。因此，医患的及时沟通交流，医生的说明告知义务就显得极为重要。若医患之间信息交流不畅，常易使患者造成误解，引起猜疑或不满，为日后不和谐、摩擦及纠纷带来隐患。而患者在医疗过程中，因缺乏医学专业知识，以及迫切希望尽快恢复健康的心情，导致不能很好地理解医疗行业的特点，常常期望过高。一旦医疗效果与费用与患者期望不一致，则极易产生纠纷。

良好的医患沟通有利于避免医患纠纷的发生。医务人员在医疗活动中占有技术信息，实施诊疗前和诊疗过程中，医方应就诊疗行为的效果、可能发生的并发症和意外事件、疾病转归和风险后果等与患者或家属及时进行真诚、有效的沟通，使患者能理性地认识医疗活动，并使患者在完全了解相关医疗信息后做出合理的决定，并对意外事件或者不良效果有一定的心理准备，这样才能加深医患双方的理解、尊重和信任，消除不必要的误解，减少医疗纠纷的发生，更好地建立起和谐融洽的医患关系。

（三）有助于促进医学人才培养

医学人才的培养是医学持续发展的关键，新的医学模式对医学人才的培养提出了更高的标准，高等医学院校不仅要对医学生进行医学专业教育，还需要强调医学人文素质教育，医患沟通教育课程将医学科学教育与人文素质教育有机融合，丰富了我国医学人才培养新模式的内涵。

良好的医患沟通是加深医患双方感情、融洽双方关系的重要途径，是医疗服务中人文精神的重要体现。医患沟通不仅是医生必备的临床技能之一，也是医学生的必修课程。通过医患沟通教育可以培养医学生的仁爱之心，懂得平等尊重患者，设身处地为患者着想，成为具有仁心仁术的医学人才。

（四）有益于推动社会进步

在全球大健康背景下，人类追求健康、人人关注健康成为全球的共识。良好的医患沟通有利于糖尿病患者尽快理解诊疗方案、更好地配合治疗，并拥有更积极的态度、科学的糖尿病知识和较好的糖尿病自我管理行为；同时，也有利于医生根据患者的病情与需求，对患者疾病做出正确诊断，采取及时、有效的治疗措施，以减少糖尿病并发症的危害，从而降低糖尿病相关社会和经济负担。通过医患双向努力，积极推广医患沟通模式，从而促进全民医学素质的提高，降低疾病的发生率与并发症，提高治疗率，增进全民健康。

三、糖尿病医患沟通的一般技巧

（一）语言性沟通技巧

语言性沟通（Language communication）是医患沟通的常用技巧，是指医务人员与患者通过口语、书面语的形式表达医学相关信息和思想感情的活动。语言性沟通是患者的一种强烈愿望和要求，每个患者都希望得到医生更多的关怀，希望将自己身体所有的不适均告知医生，期待得以治疗。语言性沟通的内容主要围绕对疾病的征兆、感受、探查与判断来进行。

语言性沟通在医疗服务中具有抚慰和启迪患者以及调节患者对待疾病的情绪从而增强患者抵抗疾病信心的作用。不同质量的语言性沟通会产生不同的效果。医生的语言美不仅使患者感到亲切温暖、心情顺畅，而且还会增加患者治疗的信心，使患者能积极配合医务人员的治疗；医生的语言不当则让患者心情郁闷烦躁，丧失治疗的积极性，不利于患者诊疗的配合和疾病的预后，严重者甚至产生医疗矛盾和纠纷。所以，必须努力学习掌握语言尤其是口语交流的技巧。

1. 专业性语言　医学是一门严谨的科学，涉及患者疾病发生、发展、转归、预防和预后等诸多方面的问题。医学语言的专业性要求有两方面：第一，对于能诊断清楚的病情语言表达力求专业、严谨、明确，使诊断、治疗和对于预后的分析等能经得起推敲并富于逻辑性。第二，对于不能明确诊断的病情也要准确地说明未能做诊断的原因，并提出建议、随诊或转诊。

2. 礼貌性语言　是语言沟通的起码要求。在日常医患交谈时，要习惯使用的文明礼貌用语有：①称谓语。如先生、女士、师傅、老师等尊称；②征询语：如“如果您同意，给您进一步做个检查可以吗?”；③委婉拒绝语。如“谢谢您的好意，收下您的钱，违反医院的规定，希望您能够理解”等；④指示语。如“请随我来”“请大口喘气”等；⑤答谢语。如“谢谢您的理解”“谢谢您的合作”等；⑥提醒道歉语。如“对不起、打搅一下”“对不起，让您久等了”等。在为患者进行诊治时要尽量采用商量的口吻，避免用命令式的语言。

3. 问候性语言　是传达关爱、同情、某些祝愿的话语，传达的是问候者自己的感情。互致问候应有对问候语的选择，通常如“早安”“早上好”“您早”“您好”等表示关爱和祝福，“很高兴见到您”则表达了问候者自己的心情和感受。这些问候用语已经成为人际交往中共通的句式，为人们普遍使用和接受，但在具体实践中必须酌情使用，不然不但无效，有时甚至适得其反。比如一位深受疾病折磨、十分痛苦的患者对医生“您好”的问候不但不领情，反而大声反诘说：“我好久不来找你了！”弄得彼此都十分尴尬。患者的痛苦主要来自疾病，因此医生的问候性语言应该集中于对患者疾病和痛苦的关注，表达医者深切的关爱，例如对一位正发热的患者，问一句：“您发热了，头很晕吧？”对患者体温下降后再问一句：“您现在感觉好多了吧？”这些都体现了医者的拳拳爱心，让患者倍感温暖。

4．安慰性语言　由于身患疾病和与医生在医学信息上的不对称，因此患者属于医患沟通的弱势群体。安慰性语言并非说假话，去欺骗患者，而是在语言上讲究委婉，有针对性地解决患者提出的问题，例如早上查房时对心情欠佳的患者说“您昨晚睡得还好吧，看您今天精神蛮好的”可以让患者心情舒畅；对做了骨髓穿刺术后异常担心的患者说“您昨天骨髓检查的结果基本正常，不用太担心”可以消除患者的紧张情绪，等等。医务人员的安慰对饱受疾病折磨的患者来说犹如雪中送炭，可以起到药物无法达到的效果。采用安慰性语言时针对不同的患者应采用不同的安慰话语，但是要把握一定的原则，对于有关诊断、治疗效果等方面的问题回答时应留有余地，不要轻率地下结论。

5．劝说性语言　劝说性语言包括两个方面的内容：一是劝说患者进行必要的检查、治疗和采取相应的预防措施；二是劝说患者放下心理包袱，增加治疗信心，积极乐观地对待疾病。有些患者对检查或治疗的必要性不甚了解，而对可能产生的风险或副作用存在畏惧心理，因此不愿意或者惧怕检查和治疗，对于这些患者医生应该耐心解释和劝导，用鼓励性语言激励患者寻找并利用有效的支持，引导患者运用有效的应对方式，从而唤起患者战胜疾病的乐观情绪，使其感到生命的价值和对未来的希望，使患者处于接受治疗的最佳心身状态，积极配合医生的治疗，达到最佳的治疗效果。“只要有百分之一的希望，我们就会用百分之百的努力来想办法”“以前有患者疾病跟你一样，治疗效果非常好，所以你也要有信心”等等都是这种劝说性语言的例子。

6. 模糊性语言　医学语言模糊性的原因包括两个方面：疾病的复杂性和不确定性决定了医学语言的表达有时指向不具体、不明确；从语义学来说，词义是对现实现象的一种抽象、概括的反映，词的意义多少都带有模糊性。一般情况下，医生要实事求是地向患者及家属解释病情和治疗情况，尊重患者及家属的知情权，但由于患者对有关问题比正常人敏感，医生可视不同对象和不同治疗效果采取不同的语言，对于有的患者和情况可直言，对于有的患者和情况必须委婉、含蓄，特别是对重症患者要运用婉转的修饰艺术，尽量减轻他们的精神压力，如把“无法医治”说成“效果差些”；对特殊疾病如癌症患者应遵循保护性的医疗制度，不可一开始就直言相告，可用委婉的用词把“癌”字说成“溃疡”或“肿块”等，避免患者产生恐惧心理，以免引起患者情绪冲动，造成不良后果。

7. 幽默性语言　患者入院治疗往往会有以下几种心理：地位失落感、环境陌生感、身心异常感和心理恐惧感，单调枯燥的语言会使患者更觉沉闷和厌烦。医学是一门专业性很强的学科，医生在和患者及其家属进行言语沟通时，在做到浅显易懂的同时，辅以形象、生动的比喻或借喻予以说明，恰当地使用幽默语言，能帮助患者调整由于疾病所带来的心理压力和社会压力，使患者以良好的心态接受治疗和护理。当患者由于情绪低落而消沉时，使用幽默的语言可以帮助患者释放紧张情绪，从而乐于接受医务人员提出的各种建议和意见，促进康复。

8. 解释性语言　解释性语言是医生就患者及其家属提出的有关疾病诊治的问题进行解说的语言。在解释过程中应耐心细致，注意语言的适度和谨慎，因为患者大多比较敏感，“说者无心，听者有意”，有时候医生无心的话可造成患者的误解。诊疗过程中医生解释性语言的内容包括告知与解释疾病诊断、治疗、预后、实施程序、可能出现的效果、不良反应以及预防，等等。通过耐心解释及对患者提供疾病相关的信息，可使患者对疾病有一个全面和客观的认识，减轻患者对疾病的焦虑和恐惧，加强患者对医务人员的信任，有利于患者和医务人员的配合。

9. 告知性语言　告知性语言的内容是与患者疾病相关的信息，具体包括：①患者目前的病情（疾病名称、诊断依据、疾病性质、严重程度及检查结果等）；②准备实施的检查、治疗措施（包括检查项目、治疗目的、效果、可供选择的治疗方案，各种方案的利、弊，可能的并发症、风险、副作用及不良后果及所需费用等）；③患者拒绝治疗或者检查时可能导致的不良后果；④在医疗单位不具备治疗条件、设备或者技术水平达不到、治疗效果不理想的情况下，医生告知转诊；⑤住院期间病情变化，要随时向患者家属交代，并说明采取的措施。在使用告知性语言时应考虑患者的心理需求和情感需求，注意告知的方法和技巧，明确什么该说、什么不该说、患者的病情对谁说、说到什么程度等；同时应该尊重患者的权利、隐私和选择，对患者的资料一定要保密，不能在患者的探视者中随意谈论患者的病情。及时的病情告知在医患沟通中占有重要的地位，如医生不能及时详细地告知患者及家属关于疾病的检查、治疗方案及其目的、意义以及可能的医疗风险，对患者的疑问不能耐心地予以解释，而是简单回答，患者只是被动地接受诊疗，这样一旦在患者的诊疗过程中发生风险、出现并发症，即使是目前医学所不可避免的并发症，患方也常常不能理解而发生医患纠纷。

（二）非语言性沟通技巧

在医患沟通中，语言性沟通与非语言性沟通是主要的沟通技巧，但在具体的医患沟通过程中，还要注意一些特殊的沟通技巧，常用的特殊技巧有：倾听技巧、提问技巧、回应技巧及电话沟通技巧等。

1. 倾听技巧　倾听是倾耳而听，也就是细心聆听的意思。倾听是一种艺术，也是一种技巧。要想获得准确详尽的信息，在医患沟通时，医生就必须认真去听，并能理解患者的问题和诉求，要感同身受，才能达到沟通的目的。要做到和谐而有效的医患沟通，应该做好以下几点：准备好较充裕的时间，在交谈中尽量不要受到外界事物的打扰；医生不轻易打断患者的诉说，并集中注意力，认真倾听；最后重复患者的叙述，并得到确认。

2. 回应技巧　在医患沟通中除了前述的倾听技巧外，还有的就是回应技巧，回应也可以是倾听的一部分。回应与倾听应结合进行，相互配合运用，在与患者的沟通过程中，回应的时机及如何回应都要有一定的技巧，回应技巧包括语言与非语言技巧。常用的回应语言技巧有沉默、鼓励和接受、复述等。

3. 提问技巧　在与患者的沟通中，如为了更详细地了解病情情况，需要向患者或家属提问，提问的方式不同，可能会得到不同的结果。常用的提问方式有“开放式”和“封闭式”两种。开放式提问范围很广，不限制患者的回答，能鼓励和诱导患者主动说出自己的想法与感受。如患者来就诊可以提问：“您有哪些不舒服?”在与患者就病情及治疗计划沟通后可以提问：“刚才已经就诊疗方案与您讲了，您有什么想法?”封闭式提问也是限制提问，即限制患者的回答范围，多要求回答“是”或“不是”。如“您结婚了吗”“您对青霉素过敏吗”“今天腿痛好些了吗”“家里还有谁得过冠心病”等。

4. 电话沟通技巧　电话沟通可以快速了解病情情况，节省开支，还能增加联系次数，增进与患者的交流，获取患者的信任与配合。电话沟通还对于患者术后功能锻炼的建议及对患者的随访均起到重要作用。

第二章　糖尿病诊断沟通

流行病学调查显示我国糖尿病发病不断年轻化、发病率不断增高，同时，调查结果也显示，仍有大部分糖尿病患者没有得到及时的诊断，糖尿病患者对疾病诊断的认识水平及治疗的依从性亟待提升。在糖尿病诊断过程中，医护人员如何有效地将诊断信息与患者进行沟通，帮助其树立正确的疾病认识观念，对提高患者对诊疗的依从性显得尤为重要。本章将阐述糖尿病诊断沟通中医患双方存在的问题及与患者沟通的技巧，并介绍针对特殊患病人群的具体沟通方式。

第一节　糖尿病诊断概述

一、糖尿病的诊断标准

目前我国采用的糖尿病诊断标准为国际通用的 WHO（1999 年）标准，儿童糖尿病诊断标准与成人一致（表 2 - 1）。妊娠期糖尿病诊断标准（表 2 - 2）是基于高血糖与不良妊娠结局研究，以围产期不良结局增加 75％的界值作为切点，由国际妊娠合并糖尿病共识小组制定，在全球普遍应用。

表 2 - 1　成人及儿童糖尿病诊断标准

诊断标准
（1）典型糖尿病症状（烦渴多饮、多尿、多食、不明原因体重下降）加上随机血糖≥11.1 mmol/L。
（2）或加上空腹血糖≥7.0 mmol/L。
（3）或加上葡萄糖负荷后（OGTT）2 小时血糖≥11.1 mmol/L。
（4）或加上糖化血红蛋白≥6.5 mmol/L。

注：无典型糖尿病症状者需改日复查确认。

表 2－2　妊娠期糖尿病（GDM）诊断标准

诊断标准
（1）空腹血糖≥5.1 mmol/L 且<7.0 mmol/L。
（2）或葡萄糖负荷后（OGTT）1 小时血糖≥10.0 mmol/L。
（3）或葡萄糖负荷后（OGTT）2 小时血糖≥8.5 mmol/L 且<11.1 mmol/L。

二、糖尿病诊断沟通中的注意事项

（一）接诊时表现出对患者的关注与关心

患者对医生的信任感从医生接诊那一刻起就产生了，因此，从一开始和患者接触时，医生就应该给予患者足够的关注，如留意患者身体是否舒适，是否有腿脚不方便等，适时给予相应的帮助。询问患者就诊原因时，应以开放式问题作为开始，如“您有什么不舒服”，鼓励、启发患者如实、仔细地叙述病史，留意患者或家属的陈述，耐心倾听，不随意打断他们的回答，不用命令的语气与他们说话。

（二）仔细甄别患者关注的问题

糖尿病患者人群分布广泛，对于疾病的病因、治疗及预后等要素，不同类型的患者可能有不同的关注重点。在病史询问中，医生应当合理使用开放式提问和封闭式提问技巧，前者有助于深入了解患者内心的真实想法，后者常用于对患者表达信息的确认。

（三）争取患者家属的支持

家属在陪伴患者就医的过程中，往往也希望能通过得到医生的指导来协助患者治疗，尤其对于儿童、老年以及精神异常的糖尿病患者，家属的支持尤为重要。因此，医生需要与患者家属进行病情的沟通并指导他们参与患者的诊疗。

第二节　糖尿病诊断沟通中存在的问题

患者在诊疗过程中，经常会出现对疾病的认识不足及对医生缺乏信任感，而医生也时常因患者对诊疗的依从性差而烦恼，这种情况的出现往往与医患双方的沟通不足有关。糖尿病患者分布于各个年龄阶段，患者的生活背景、认知水平及经济状况各有不同，因此针对不同的人群需要采用不同的沟通方式。

一、糖尿病患者在诊断认知中存在的问题

（一）患者质疑疾病的诊断

糖尿病是一种需要终身治疗和定期复查的疾病，当患者得知这一诊断后，通常会表现为慌乱、烦躁，或感到难以置信，有些患者可能反复到不同的医院、找不同的医生看病，希望能推翻疾病的诊断，还有部分患者不能接受糖尿病需要长期治疗的现实，可能四处寻求可以“治愈”的良方。

（二）患者对疾病认识不足

患者因缺乏专业的医学知识，对疾病的自然规律认识不足，有些患者会夸大糖尿病的危害，过于担心疾病的不良预后，从而出现心理过度焦虑的表现，而有些患者则认为糖尿病无关紧要，不考虑远期并发症的危害，对疾病不重视。

（三）患者对疾病的自卑感

患者的情绪、观念以及疾病对其家庭及社会环境的影响会影响到患者对疾病的反应及就诊期望，糖尿病是一种需要终身治疗的慢性疾病，有些患者可能会因此而产生内心的自卑感，如儿童、青少年患者，对于这部分患者需要进行有效的心理疏导。

二、医护人员在糖尿病诊断沟通中存在的问题

（一）给予患者的诊断信息过于专业化

从专科医生的角度来讲，糖尿病的诊断并不复杂，医生往往会用专业的医学术语来告知患者的诊断，但对普通的患者而言，要听懂专业的医学术语，并且在科学的层面理解疾病的病因、治疗及预后并非易事，因此在具体的解释过程中就容易出现沟通的障碍，医生觉得自己已经花了很长时间且讲得很清楚了，而患者实际并未理解医生提供的信息甚至可能将信息理解错误。

（二）在沟通中未了解患者的“内心世界”

患者的“内心世界”包括患者的情绪、观念，患者对疾病的反应及就诊期望，以及疾病对其家庭和社会环境的影响等，这些因素影响着患者的患病观念与行为。医生医疗工作繁忙，特别希望高效地完成诊疗工作，因此不断提高在“专业世界”里的感知能力，丰富自己鉴别诊断的思路，并据此提出有针对性的

问题。这种习惯于“专业世界”的思维方式默认患者来看病只是希望得到药物消除症状，认为患者既然来看病就会全盘接受医生的解释和处置，但却忽视了对患者“内心世界”的关注，可能导致重要病史信息的遗漏及患者对医生信任感的缺失，从而不利于营造和谐的医患关系。

（三）在沟通中忽视非语言性技巧的运用

非语言性沟通包括面部眼神、表情、手势、姿势、语调、相互之间的距离等，人类的情感70％是通过非语言性的方式来传达，因此，它在建立关系过程中发挥着重要作用。医生每天需要接诊大量的患者，往往注重工作效率，在接诊过程中却忽视了非语言性技巧的使用。然而，患者对医生信任感的建立可能受到医生非语言性行为的影响，在诊断沟通过程中如果采用恰当的非语言性行为，如热情的语调、微笑、关切的眼神、得体的服饰等，都将有助于医生获取患者的信任。

三、糖尿病诊断沟通技巧

（一）病史采集技巧

1. 使用合理的访谈技能　病史采集过程中的访谈技能包括以患者为中心的访谈技能和以医生为中心的访谈技能。在以患者为中心的访谈中，由患者决定他诉求的内容或希望医生要帮助他解决哪些问题，在以医生为中心的访谈中，由医生来决定访谈内容，他会直接向患者提问以获得与疾病相关的信息。

传统的访谈方式中，医生在谈话中担任主角，目的在于从专业的角度解释患者的症状，这种方式的优势在于能快速的提取诊断信息，在某些特定情况下更有利于控制诊疗时间，但是这种以医生为中心的访谈方式可能会忽视患者的担心和想法，并且也没有让患者参与到疾病治疗的决策中来。在以患者为中心的访谈方式中，可以使患者对自己的疾病有更多的了解并参与治疗方案的制订，而且更有利于满足患者的倾诉愿望和建立良好的医患关系，会让患者更满意、更可能坚持治疗。因此，我们在病史采集中我们需合理使用上述两种技能。

案例：

张先生今年70岁，近半年有口干、多尿症状，因其母亲有糖尿病，因此他担心自己是不是也得了糖尿病。

以医生为中心的访谈：

医生：您口干、多尿有多长时间了？

患者：半年了。

医生：每天喝多少水，小便量有多少？

患者：每天要喝好几壶水，总是感觉口干，小便每天有10来次。

医生：除了上述症状还有其他不舒服吗？

患者：感觉吃饭比以前多了，但是人瘦了。

医生：最近有测过血糖吗？

患者：没有。

医生：从您的症状来看，考虑糖尿病的可能，我为您安排了相关检查，等结果出来后再给您明确诊断。

以患者为中心的访谈：

医生：能和我详细说说您的不适情况吗？

患者：我半年前开始感觉老是口干，想喝水，每天要喝好几壶水，小便次数也多，尤其是晚上，要起来上好几次厕所，饭量也比以前增加了，而且特别容易饿，肚子饿的时候会感觉明显头晕。

医生：还有其他症状吗？

患者：人比以前瘦了。医生，我母亲是因为糖尿病去世的，我现在是不是也得了这个病啊？这会不会比较严重？

医生：看来有两件事情是您目前非常关注的，一是您想尽快知道您目前的症状是不是因为糖尿病导致的，二是如果得了糖尿病会不会很难治疗，而且您目前还有点心理焦虑。

患者：是的，医生您说得很对，所以现在我希望您能尽快帮我明确诊断，如果真是这个病的话我想知道具体的治疗方案，还有就是诊断结果不要告诉我老伴，她身体不怎么好，我怕她知道了以后会担心。

点评：上面的案例中虽然通过询问病史都可以得出糖尿病的诊断，但在以患者为中心的访谈方式中，医生可以让患者无拘束的表达自己内心的想法。这种访谈方式，可以帮助医生弄清患者的患病故事及内心的真实想法，理解患者对其所患疾病的认识，允许患者表达对疾病的心理担忧，并在讨论时征求并尊重患者的意见。

2. 选择合理的询问方式　医生在询问病史时通常是以提问的方式进行，提问的方式主要有封闭式提问和开放式提问，大部分诊疗既需要开放式提问，也需要封闭式提问。常用的方法是围绕最初关键性的开放性问题进行交流，而封闭性问题则能用于缩小谈话范围并引出所需的特殊信息。以下是糖尿病诊断过程中常用到的询问方式。

封闭式提问示例：

“你口干、多饮、多尿有多长时间了？”

“你近期有无体重下降？”

“你是否测过血糖？”

“你是否使用了降血糖药物？”

“你的症状是早上更严重，还是晚上更严重？”

“你饮食规律吗？”

开放式提问示例：

“和我说说你口干、多饮、多尿的情况？”

“你的体重变化情况如何？”

“你的血糖情况如何？”

“你的降血糖药物是如何使用的？”

“可以和我说说你现在的不适症状吗？”

“你的饮食情况如何？”

3. 注意非语言性沟通技能的使用　非语言性沟通包括面部眼神、表情、手势、姿势、语调、相互之间的距离等，它在建立关系过程中发挥着重要作用，因为人类的情感70％是通过非语言性的方式来传达。医疗访谈中，常见的非语言性信息包括：

声音要素（辅助语言）：声音的高低、音量的大小；语速及语量、话语的停顿。

动作要素（人体动作）：面部表情；视线（注视的方向、时间）；手及胳膊的动作；身体的姿势；动作（点头、手臂的挥舞、行走的方式）。

外表要素（服饰环境）：服装及饰品；室内环境。

有效的非语言性沟通可以为接诊营造一个良好的开端，接诊的最初时刻，医生通过行动进行有效的沟通至关重要。热情的语调、微笑、关切的眼神、得体的服饰都可能会有助于帮助医生获得患者的信任，医生在使用语言风格方面常常是一种重要的非语言性信息，宜灵活、幽默，最好使用通俗易懂的语言或是患者自己的语言，当患者的情绪或者内心体验难以用常规的语言描述时，医生可以帮助患者用其他的方式表达。

（二）体格检查技巧

医生在体格检查过程中通过视、触、叩、听，发现患者的异常体征，结合其症状及辅助检查等医学信息，对疾病的诊断及其严重程度做出医学判断。与病史采集相比，体格检查时，医患之间的言语沟通成分减少，非语言性沟通的重要性进一步凸显，温暖的双手、被捂热的听诊器会让患者倍感亲切，而粗暴的手法会让患者失去对医生的信任。同时，必要的言语沟通也非常重要，患者在接受体格检查时可能会觉得紧张，不知道医生接下来准备做什么，需要自己怎么配合，因此，医生在体格检查过程中如给予患者温和清晰的说明、简洁积极的反馈将会让患者觉得舒适和放松。

体格检查前：告知患者查体的内容并征得其同意；准备好所需体格检查工具；保持严谨及职业化的态度，即使初步判断患者的症状很可能不是器质性的，仍应认真检查，不可敷衍。

体格检查中：遵循体格检查的原则，规范操作；使用简单易懂的方式解释要做的检查及需要患者如何配合；必要时协助患者摆出特殊体位；告知患者体格检查过程中可能会出现的不适；观察患者的表情，身体紧张度，询问感受；保障患者的舒适度，轻柔操作，注意遮盖患者的隐私部位。

体格检查后：及时告知检查结束并反馈体格检查结果；协助患者恢复正常体位。

（三）解释病情的技巧

解释病情是临床医生经常遇到的工作，凭借自己的专业知识，医生对疾病的病因、临床表现、治疗及预后等信息了然于心。医生将这些信息有效地传递给患者，最重要的是要了解患者的患病观念。患病观念是指患者对其疾病的有组织的认知想象或者信念，是患者医疗行为的重要决定因素。由于患者受生活背景、个人经历等因素的影响，患病观念也各有差异。基于患病观念的差异，医生应当明白两个重要的事实：一是患者对疾病的观念和给其诊疗的医生对同一疾病的观念常常并不一致；二是不同患者对同一疾病的观念可能会有很大差异。因此，医生应以了解患者患病观念为基础去诠释患病对患者的影响，继而以与患者聚焦的对话去解释疾病相关的医学信息，最终达到有效的信息传递。

1. 解释前　主要是评价患者对疾病的理解。当患者就诊时，会向医生诉说各种不适感，如口干、多饮、多尿、消瘦、恶心、呕吐、腹胀、乏力等，可能会伴有一些体征变化，如皮疹、肿块等，患者在获取医生的诊断前可能会有自己对于疾病的理解，例如“我听别人说口干、尿多就是得糖尿病了，而且还有遗传”。患者对疾病的理解可能正确，也可能错误，医生了解患者对疾病的理解后，一则可以减少不必要的重复解释；二则在了解患者的理解水平后，可以选取适合患者的个性化方式传递信息；三则在认可患者某些方面正确的基础上提出其理解错误之处更容易让患者接受。

2. 解释中　在对患者的患病体验和患者对疾病有了较充分的理解后，医生应该能够判断出患者目前对疾病的理解是否合理，如果不合理，这背后的原因可能是患者此前缺乏相应的医学知识，也可能是患者之前的知识来源有问题，例如网上非专业的信息，还有患者的心理因素也可能会对患者的认知产生影响，例如焦虑情绪下会对症状和疾病有过度担心，否认、回避的心理防御机制下会有意识或无意识躲避与疾病有关的不愉快的想法。所以解释要适应患者的知识水平和心理水平。解释中应当注意：①尽量避免使用专业术语。患者通常对医学知识了解有限，医生在解释病情时应尽量减少专业术语的使用，如果使用专业术语，一定要解释清楚其意义。有些患者病史长，听过的医学术语和了解的医学理论较多，但可能对这些术语并不是真正的理解，在解释的过程中应不断与患者澄清、核实是否真正理解了医生的解释。②提供诊断、病因、预后信息。医生倾向于关注解释疾病治疗相关信息，而患者很可能还想了解诊断、病因、预后等信息，如果患者在交谈中对上述信息没有清晰明确的期待，医生应有意识询问患者是否希望对诊断、病因、预后等信息有更多的了解。③共情。在心理水平上，应对患者的心理水平有适当的判断，不能默认患者有理性、成熟的应对状态。在面对疾病应激时，人的内心状态肯定会受到影响，例如对疾病过度解读而感觉焦虑不安、低落，因对生病愤怒、挫折转而表达为对周围人、医生的指责、抱怨，又如否认、回避心理导致对疾病视而不见，又或者幻想的心理防御机制下而抱有不合理的期待，如要求医生“药到病除”。此时，医生很容易产生反移情，尤其是面对愤怒、被动、苛求的患者，医生很可能变得愤怒、急躁、感到被挑战而去挑战患者，因此，医生对反移情的管理十分重要，在交谈的过程中应注意自己的情绪变化，对患者的情绪适当容纳，提醒自己患者的不合理情绪是针对疾病的心理变化，给予患者专业的、非威胁的反馈。④强调重点信息。对患者而言，一次交谈的信息量可能很大，患者可能把握不住重点内容，因此在交谈中应向患者说明需要重点理解和记忆的信息。

3. 解释后　在解释完成后，再简要回顾重点信息，对交谈内容作出总结，同时需要核实患者的理解，如“请您用自己的话复述一下我们今天的谈话内容”“说说您现在对疾病的了解”。最终，即使经过充分的解释，患者对诊断、治疗等的看法可能与医生不同，对此需要呈现和明确。

第三节　特殊人群糖尿病诊断沟通

不同的糖尿病患者，其社会认知、情感交流、知识背景、情绪管控等能力存在不同，其面对糖尿病诊断时的心态和情绪也会存在明显差异。因此，在糖尿病诊断沟通的过程中医护人员应该针对不同人群的心理、认知特点，有针对性地制定相应沟通方法与技巧，促进医患沟通得以和谐、有效进行。

一、儿童糖尿病患者的诊断沟通

儿童各年龄段均可发生糖尿病，低至新生儿，但以5～7岁和10～13岁两组年龄段多见，患病率男女无性别差异。儿童糖尿病起病多急骤表现明显多尿、多饮、多食、体重下降，部分儿童糖尿病以酮症酸中毒为首发表现，严重时可出现意识障碍、甚至昏迷。这些“急、危、重”的临床特点及儿童患者的心理和认知能力的特点，促使我们在进行诊断沟通的过程中需要充分分析患者及家属心理特点，进而进行有效沟通。

（一）儿童糖尿病患者诊断沟通及家属心理特点

1. 儿童糖尿病患者情绪不稳定，对疾病缺乏基本自我认知能力。

2. 儿童对医护人员有惊慌畏惧心理，不愿意进行交流沟通。

3. 儿童多疑好奇，沟通过程注意力常不能集中。

4. 儿童糖尿病患者自我控制能力差，常常会抗拒和医护人员交流。

5. 儿童患者父母大多年轻，部分父母心理承受能力，经济承受能力、社会阅历均有限。

6. 儿童患者父母多不敢或不愿意面对和接受其子女患糖尿病的实事，常常会本能地对诊断持怀疑态度。

（二）儿童糖尿病患者诊断沟通的技巧

1. 根据儿童年龄和心理特点，结合儿童患者父母的教育水平、经济状况、社会文化背景等开展有针对性的沟通交流。对于学龄前儿童，主要采取与父母亲沟通，使其父母充分认识到糖尿病的诊断与分型，并详细解释糖尿病诊断的标准，糖尿病分型的依据和意义。而对于具有一定认知能力的学龄期儿童，可在和父母充分沟通的基础上适当地与患儿进行交流。

2. 儿童糖尿病患者诊断时的沟通要特别注意既要明确告知病情，也要多采用精神鼓励法，可以通过列举一些正确认识并且血糖控制很好的 1 型糖尿病患儿实例，以提高患儿及家属对疾病的认识和树立战胜疾病的信心。

3. 对于心理承受能力欠佳的患儿及父母，在沟通过程中需要特别注意措辞和肢体语言。要让患儿及父母感受到医护人员的人文关怀，帮助其树立信心，和医护人员一起面对突如其来的疾病。

4. 对于少数抱着一种无所谓态度的患者及家属，则需要充分分析其心理特点后，根据其心理承受能力，明确告知糖尿病及其存在并发症（如糖尿病酮症酸中毒）的严重性，以提高其认识问题的严肃性，提高后续治疗依从性。

儿童糖尿病患者诊断沟通举例 1：

病例：患者，男性，5 岁。因突发口干、多饮、多尿伴体重下降 20 天入院，入院查空腹血糖 17.5 mmol/L，糖化血红蛋白 9.6%，β羟丁酸 3.61 mmol/L，血气提示酸中毒。患者父亲 36 岁，母亲 32 岁，初中文化，自由职业者，经济收入不稳定。家族中无早发糖尿病家族史。患者父母不愿意接受其儿子患糖尿病的事实，精神压力大，不愿意与人交流。

分析：①该患儿 5 岁，缺乏基本自我认知能力，对医护人员有惊慌畏惧心理，抗拒和医护人员交流。②患儿父母年轻，文化程度较低，自由职业，经济收入不稳定。面对突如其来的疾病感觉手足无措。

诊断沟通技巧：①该患者诊断的沟通对象是其父母而不是患儿本人，但是在查房的沟通过程当中也要采取患儿愿意交流的适当的方式（如童话故事、卡通图片等）告知其患糖尿病的情况，切忌让患儿感到畏惧。②在与患者父母进行诊断沟通时要明确告知其糖尿病诊断标准及诊断分型（1型糖尿病，糖尿病酮症酸中毒），通过身边成功救治和血糖良好控制的案例帮助其正确面对疾病并树立战胜疾病的信心。

儿童糖尿病患者诊断沟通举例2：

病例：患者，男性，12岁。因口干、多饮、多尿1周，气促2天入院。入院后查随机血糖29.6 mmol/L，糖化血红蛋白11.4%，β羟丁酸5.76 mmol/L，乳酸2.13 mmol/L，C肽水平低，血气提示严重酸中毒。患者父亲41岁，母亲36岁，大学文化，公务员，经济收入稳定。家族中无早发糖尿病家族史。

分析：①该患儿12岁，具备一定的自我认知能力，但是自我控制能力差，情绪不稳定，抗拒和父母及医护人员交流。②患儿父母年轻，具有较高的文化程度，能主动获取知识认识疾病，经济收入稳定。但是面对突如其来的疾病仍感觉难以接受，心理压力大。

诊断沟通技巧：①该患者诊断的沟通对象应该包括患者父母及患儿本人，但是在和患儿沟通过程当中要注意首先取得患儿的信任，并以患儿愿意交流的适当的方式告知其病情（如身边故事、卡通图片等），以满满的爱意鼓励孩子，让患儿感到医生和家人对其的关爱。②在与患者父母进行诊断沟通时要明确告知其糖尿病诊断标准及诊断分型（1型糖尿病，糖尿病酮症酸中毒），通过沟通交流取得患者父母的信任，通过答疑解惑帮助其消除疑虑，树立战胜疾病的信心。

二、青少年糖尿病患者诊断的沟通

青少年糖尿病按病因学可分为：1型糖尿病（T1DM）、2型糖尿病（T2DM）及其他特殊类型糖尿病（如线粒体糖尿病）。随着生活方式的改变，糖尿病在青少年中的发病率越来越高，且因为T2DM比T1DM患者有更高的并发症发生率及死亡率，青少年T2DM在全世界日益成为一个重要的公共卫生问题。青少年糖尿病发病年龄通常在十几岁，确诊平均年龄为13.5岁，为多基因遗传，多发于肥胖儿，80%有父母患糖尿病的家族史等。因为儿童肥胖发病率的增加，导致高至30% T1DM可合并肥胖；T2DM患者中也有酮症或酮症酸中毒的出现；在有些地区和人群中，糖尿病发病率高达15%。由于发病的青少年2型糖尿病患者在发病早期就存在不良的风险因素，同时对生活方式干预不敏感，还有较高比例的心理社会共患疾病，依从性差，与普通的2型糖尿病相比，糖尿病相关的死亡率增加。因此早期与青少年糖尿病患者的沟通交流显得尤为重要。

（一）青少年糖尿病患者诊断及其家属心理特点

1. 青少年对疾病的了解程度欠缺，过于恐惧，导致对疾病的沟通过程不服从。

2. 青少年时期处于心理发育成熟的时期，如不加以沟通引导，容易错过疾病最佳诊断治疗时期。

3. 青少年患者由于情绪不稳定，与同年级未患病同学相比，易产生自卑、多疑、紧张、尴尬感、在同龄人面前不想“露馅儿”的情绪反应。

4. 青少年患者父母家庭经济、教育环境、文化程度的差异，对青少年患者沟通重视程度不一。

5. 青少年患者父母对青少年患者患病事实产生不愿相信的心理。

（二）青少年糖尿病患者诊断沟通策略

1. 从了解疾病开始，学会如何管理糖尿病，意识到确诊糖尿病后生活发生改变。

2. 控制血糖、预防风险，认识到糖尿病的症状，积极配合医生，必要时寻求帮助。

3. 逐步走向独立，独立承担糖尿病负担，可能不同意父母对其照护，知道糖尿病很难管理。

4. 树立战胜糖尿病的信心，接受糖尿病是一种新常态，有信心管理好自己的疾病。

5. 帮助他人，开始对未来生活充满希望，并指导他人管理糖尿病。

对青少年患者父母而言，一要适时寻求外界的帮助，比如专业的糖尿病管理团队，定期对患者进行相应的筛查，注意青少年患者的心理变化，特别是过渡时期。二要将糖尿病融入家庭外的生活，告诉自己的孩子在公共场所管理自身饮食和注射胰岛素不会带来异样的眼光，正常讨论自身疾病，意识到自己的“不同”。

青少年糖尿病患者诊断沟通举例 1：

病例：患者，女，15 岁。因腹痛、尿频、恶心呕吐 2 天、发热 1 天，到我院就诊。呼吸深快，血糖 32.6 mmol/L，尿糖（++++），尿酮体（+++），动脉血气分析示 pH 7.21，诊断考虑为糖尿病酮症酸中毒。患者父亲 36 岁，母亲 32 岁，大学学历，职业均为公务员，经济水平中等，家族中无糖尿病家族史。

分析：①该青少年患者 15 岁，处于情绪不稳定期，对疾病的了解程度低，易产生逆反心理。②该青少年患者父母教育水平高，经济条件中等，对疾病的了解程度高，但该少年患者起病急且重，容易产生心理防线的崩溃。

诊断沟通技巧：①首先明确告诉患者父母该疾病的起病方式、诊断标准，及该青少年患者目前具体病情等，告诉父母该疾病目前可治可预防其进展，尽可能缓解患儿家属焦急的心情。②对待该青少年的沟通应注意到 15 岁处于心智成熟的过渡期，要适当让患者了解她的病情，糖尿病不可怕，基本可以与正常人一样生活，也可以制定个体化的治疗。

青少年患者诊断沟通举例 2：

病例：患者，男，17 岁。反复口干、多饮、多尿、多食、乏力 1 个月，患者肥胖，到医院检查尿糖（++++），尿酮体（++），空腹血糖 16.7 mmol/L，餐后血糖 21.3 mmol/L。经补液、口服降血糖药及控制饮食，酮体消失，血糖降至正常。患者父母下岗工人，收入不稳定。

分析：①该患儿因饮食自控能力欠佳，过度肥胖，而导致疾病的发生。②该病例中患者父母由于经济水平有限，渴望孩子能够得到系统有效的治疗。

诊断沟通技巧：①针对该青少年患者的沟通，要让他知道肥胖是糖尿病发病的一个重要危险因素，告诉他减肥也是一种治疗手段，如果病情控制适当，可以通过饮食及运动，未来可以和正常人一样生活。②针对该患者父母，可以建议他们寻求外界社会的帮助，如青少年糖尿病公益组织。

三、成年糖尿病患者诊断的沟通

中国成人糖尿病患者已超过 1 亿，并且因大部分糖尿病症状不明显，所以大约 7 成糖尿病患者不知道已患病。成人糖尿病常合并其他代谢紊乱，如肥胖、高血压、高血脂，且成人糖尿病很多合并微血管及大血管病变、神经系统并发症、糖尿病足、视光系统受损等，因此，其所导致的心脑血管疾病及慢性并发症等问题需要在诊断沟通的过程中引起高度的重视。

（一）成年糖尿病患者诊断心理特点

1. 部分成人糖尿病患者在面对诊断时有“讳疾忌医”心态，当面对检验结果时具有“逃避心理”。

2. 成人糖尿病患者自主意识强，在诊治过程中存在坚持己见，抗拒与医护人员沟通的情况。

3. 成年糖尿病患者具备学习能力，信赖来源于网络、书籍等途径学习到的关于疾病的诊断、治疗及预后的相关知识，有时会产生对疾病的错误认识从而对医生的诊断产生“怀疑心理”。

4. 有些糖尿病患者，在糖尿病诊断过程中，因为对疾病认知不充分导致精神过度紧张，且极其容易进入“焦虑状态”。

5. 成人糖尿病患者对 2 型糖尿病早期发病状况理解不充分，常忽略身体早期预警，造成诊断延迟。

（二）成年糖尿病患者诊断沟通的技巧

1. 在接诊糖尿病患者，特别是初诊患者时，应事先评估患者心理素质，适当进行安抚与鼓励，然后进行详尽的糖尿病相关宣教，让患者对糖尿病分型、预后及可能存在的并发症有一定的认知。只有对糖尿病有正确的认知才能对它有足够的重视。

2. 与糖尿病患者多交流、沟通，利用坚实的理论基础以及真实的临床病例，建立起信任、依赖的桥梁，在日常交流中缓慢渗透正确的糖尿病知识。

3. 积极与患者交流，及时纠正患者通过自主学习对糖尿病诊断、治疗、预后产生的错误认知，让患者正确地了解疾病。

4. 针对“焦虑型”患者，我们应该多些耐心和细心，适当安抚患者面对突发情况的失措无助，警惕不恰当的措辞和肢体语言带来的不好影响，并且告知患者糖尿病并不可怕，做到良好的血糖控制能将糖尿病对健康的影响降到最低，充分发挥医务人员的人文关怀。

5. 积极开展糖尿病相关宣讲及糖尿病早期筛查，使人们提高对糖尿病早期诊断的重要性以及耽误病情的严重性的理解。

成人糖尿病患者诊断沟通举例 1：

病例：患者，男性，45 岁，农民。因口干、多饮、多尿 1 年入院，入院查空腹血糖 23.5 mmol/L，糖化血红蛋白 9.3%。患者初中文化，既往体健，未规律体检，家族中无早发糖尿病家族史。患者自身不愿意接受患糖尿病的事实，拒绝相信诊断。

分析：①该患者 45 岁，因对糖尿病早期症状认识不充分，延误就诊时间。②患者因无法接受突然患病，产生逃避心态。

诊断沟通的技巧：①该患者诊断的沟通对象是患者本人，患者住院期间的诊断沟通过程中要以简单易懂的语言让患者了解到疾病临床表现、诊断标准以及相关并发症，让患者了解其患糖尿病的情况，警惕患者产生“焦虑”心理。②在与患者诊断沟通时，采用温和、循循善诱的讲述方式使患者了解到检验结果所代表的含义，通过坚实的理论基础以及真实的临床病例，使患者产生信赖、信任，同时让患者明确认识到现处于一个需配合医生积极治疗的状态。

成人糖尿病患者诊断沟通举例 2：

病例：患者，男性，35 岁，职员。因口干、多饮、多尿 1 周入院。入院后查空腹血糖 9.6 mmol/L，糖化血红蛋白 7.4%。患者大学文化，经济收入稳定。家族中无早发糖尿病家族史。患者入院后通过浏览网页了解到糖尿病并发症产生的严重危害，之后夜间难入睡，担心糖尿病诊断后对长期生活、健康的影响。

分析：①该患者 35 岁，具备自我认知能力、学习能力，但是自主了解疾病的过程中，错误的吸收网络上对糖尿病并发症的夸大说明，对糖尿病认识产生错误认知。②患者因为面对突如其来的疾病以及对糖尿病的错误理解，形成“焦虑状态”。

诊断沟通的技巧：①该患者诊断沟通的过程中要让患者了解到糖尿病的临床表现及病程过程中可能会出现的并发症，同时结合临床病例，阐明配合治疗及合理控制血糖的重要性。②通过温和、朴实的词汇让患者认识到糖尿病并不可怕，适当安抚患者面对突发情况的失措无助，警惕不恰当的措辞和肢体语言带来的不好影响，向患者灌输合理的血糖控制良好可以降低糖尿病对生活及健康的影响。通过仔细的答疑解惑帮助其消除对疾病的恐慌，树立治疗决心。

四、老年糖尿病患者诊断的沟通

随着我国人口老龄化的发展，糖尿病患者中老年人占比逐年增加，从2000年到2013年，我国65岁以上的老年糖尿病患者的比例从10%飙升至20%以上；国际糖尿病联盟2019年糖尿病调查数据显示，我国65岁以上老年糖尿病患者人数约3550万，居世界首位，占全球老年糖尿病患者人数的1/4。老年糖尿病以起病隐匿及症状非特异性为特点，诊断时常无“三多一少”的典型症状，表现为疲乏、无力、轻度口干、尿频、皮肤瘙痒、阳痿等非特异性症状，因而容易在日常生活中被忽视，往往在体检或因其他疾病检测血糖或尿糖时才被发现。少数老年糖尿病患者也可以急性并发症为首发表现，多表现为糖尿病高渗状态甚至昏迷，死亡率高达15%～20%。因而及时诊断并充分沟通对于改善老年糖尿病患者的预后是至关重要的。

（一）老年糖尿病患者诊断及家属心理特点

1. 由于老年患者自身机体功能减退，多合并各种慢性疾病，从而产生悲观、沮丧等心理，对自身失去信心。

2. 伴随年龄的增长，老年患者认知功能减退，反应较迟缓，从而对疾病严重程度及自身健康状况认知不足，常产生焦虑、不安及恐惧等心理，表现为过分关注躯体的微小不适。

3. 有些老年患者因子女忙于工作，缺乏陪伴及照顾，易出现孤独、敏感多疑、自卑等消极情绪。

4. 老年患者因社会、家庭、个人等多种因素，担心自身疾病给家庭带来麻烦，其心理负担常比年轻患者更重。

5. 部分合并有认识功能障碍的老年患者，无法与医护人员进行良好的沟通。

（二）老年糖尿病患者诊断沟通的技巧

1. 对于抱有消极态度而不愿配合治疗的老年糖尿病患者，应特别注意避免强求患者及时接受事实或使用易刺激患者情绪的词语或语气，沟通时可适当采用一些糖尿病控制良好的案例，给予患者正面的引导，激励患者重拾信心。

2. 在与对疾病认知不足而产生盲目焦虑、恐惧的老年糖尿病患者沟通时，可通过采用一些形象或贴近生活的比喻让患者充分了解糖尿病的分型、诊断及预后情况，尽量使用准确又通俗易懂的词语进行详细解释，从而让患者对糖尿病有清晰的认知。

3. 在与老年糖尿病患者沟通时，应细心观察患者的情绪、生活状态以及家庭情况。对于情绪不稳定的患者，多一份真诚和亲切，少一份冷漠和忽视，用尊重和体贴的言语，使老年患者产生信任和亲切感，增强沟通效果。

4. 对于部分合并有认识功能障碍的老年患者，此时主要的沟通对象是子女或陪护家属，应详细地告知患者的糖尿病的分型、诊断，提供各种不同的诊疗方案的优劣点及所需费用，并引起家属对疾病的重视，积极配合医生的诊疗工作。

老年糖尿病患者诊断沟通举例 1：

病例：患者，男性，65 岁。因“口干、多饮、多尿 1 年余”入院，既往有“高血压、冠心病”史。入院查空腹血糖 14.5 mmol/L，糖化血红蛋白 10.6%，β羟丁酸 0.2 mmol/L。患者已婚，中学文化，退休工人，育有 1 子 1 女。患者入院后表现为焦虑不安、食欲不振、难以入睡，总感觉身体哪里都不舒服，反复向医生询问病情。

分析：患者老年男性，既往有多种基础疾病。因长期承受慢性疾病的折磨，使老人无端地猜测自己得了什么不治之症，出现焦虑不安、恐惧等心理，进而导致躯体因素及心理因素相互影响，产生恶性循环。

诊断沟通的技巧：该患者诊断沟通的主要对象应是患者本人，根据患者的文化背景、工作经历，是具有对疾病的认知能力的，沟通应以关心、鼓励和解释为主。首先应详细地告知患者糖尿病的分型、诊断依据及预后情况，让患者对这个疾病不再陌生和害怕，并应及时地沟通检查结果和下一步诊疗方案，让患者产生信任。除此之外，在交流的过程中，多予以鼓励的话语，也可通过分享一些积极控制血糖预后良好的病例，调动患者主观能动性，减轻患者的忧虑。

老年糖尿病患者诊断沟通举例 2：

病例：患者，女性，86 岁。因“发现血糖升高 1 周余”入院，既往有“脑梗死、阿尔茨海默病”史，长期卧床。入院查空腹血糖 16.5 mmol/L，糖化血红蛋白 10.6%，β羟丁酸 0.4 mmol/L。患者丧偶，小学文化，农民，育有 1 子 2 女。患者入院后表现为认知功能障碍、抗拒与他人交流。

分析：患者老年女性，既往有“脑梗死、阿尔茨海默病”史，认知功能障碍，生活自理能力下降，无法与医生建立良好的沟通。

诊断沟通的技巧：该患者诊断沟通的主要对象应是患者子女或陪护家属，详细地告知患者家属患者糖尿病的分型、诊断依据及预后情况，提供各种不同的诊疗方案的优劣点及所需费用，让患者家属对患者目前的疾病情况有清楚的认知，同时在日常查房中，通过一些鼓励的语气、真诚的神情和肢体动作等非语言性沟通来拉近医患之间的距离，使患者感受到人文关怀。

五、妊娠糖尿病患者诊断的沟通

妊娠糖尿病（gestational diabetes mellitus，GDM）属妊娠期常见代谢紊乱综合征，主要指妊娠期间首次发生的不同程度的糖耐量异常现象，我国 GDM 发病率高达 13%～20.9%，且呈逐年升高的趋势。妊娠期妇女体内存在特有的代谢变化。在妊娠早中期，母体主要通过胎盘向胎儿输送葡萄糖，为胎儿提供充分的营养，因此在妊娠早中期孕妇体内血浆葡萄糖水平会随妊娠周期的增加而降低。至妊娠中晚期，孕妇体内如孕酮、雌激素、胎盘生乳素等抗胰岛素样物质随着妊娠周期的增加而增加，从而使孕妇对胰岛素的敏感性降低，需分泌更多的胰岛素来维持正常糖代谢水平，当机体不能代偿时就会出现血糖升高，产生 GDM。GDM 严重影响母婴健康，使孕妇易发生妊娠期高血压疾病、感染、软产道损伤、产后出血、酮症酸中毒等并发症，同时还会导致胎儿畸形、巨大儿、新生儿低血糖、新生儿呼吸窘迫综合征、新生儿高胆红素血症等不良结局，及时诊断及正确的治疗能改善不良的母婴结局。

（一）妊娠糖尿病患者诊断及家属心理特点

1. 孕妇大多年轻，社会阅历有限，对疾病缺乏基本自我认知能力。

2. 部分孕妇由于身体未出现不适症状，而对诊断持怀疑态度。

3. 孕妇过度相信网络信息，而忽视与医护人员交流。

4. 孕妇对胎儿过度紧张而造成严重焦虑，沟通过程中不能充分集中注意力。

5. 孕妇心理承受能力低，容易胡思乱想。

（二）妊娠糖尿病患者诊断沟通的技巧

1. 对于病情不够重视的孕妇，沟通过程中要注意明确告知病情，并充分告知妊娠糖尿病所导致的一系列母婴不良结局。可通过列举具体实例加深孕妇对病情的重视程度。

2. 向孕妇及家属发放关于妊娠糖尿病的文字类宣传小册，并邀请她们参加医院组织的健康教育活动，加深孕妇及家属对妊娠糖尿病的认识，为后续战胜疾病做好充分的心理准备。

3. 对于焦虑、恐惧、烦躁的患者及时对其心理疏导，帮助患者改变错误的认识，接受现实，并列举平安度过妊娠期的案例，树立战胜疾病的信心。鼓励患者配偶与患者并肩作战，缓解患者紧张情绪。

4. 对于过度担心胎儿安危，容易胡思乱想的患者，注意耐心倾听患者的心声，解答患者的疑惑，为患者提供技术及知识上的支持，进一步提供情感支持，让患者确信医患密切的配合对母婴安全的重要性。

妊娠糖尿病患者诊断沟通举例 1：

病例：患者，女性，20 岁。因“停经 32^{+} 周，发现血糖升高 2 个月”入院，入院查空腹血糖 6.9 mmol/L、糖化血红蛋白 6.5%；B 超提示羊水过多。患者为年轻女性，初中文化，无稳定工作，配偶及父母文化水平均不高。患者因未出现明显不适症状，对自己病情抱有无所谓态度，觉得自己少进食含糖食物就行，并未意识到病情的严重性。

分析：①患者较年轻，社会阅历少，且文化水平较低，对疾病缺乏基本的认知。②患者无稳定经济收入，在自己未感任何不适时不想承担过多医疗支出。

诊断沟通的技巧：①向该患者及家属发放关于妊娠糖尿病的科普资料，并邀请患者参加关于妊娠糖尿病的教学活动，明确告知患者病情的严重性及对于母婴健康的危害。②建立医患微信群，通过进群了解众多患者的亲身经历，并及时在群中为患者们解惑和提供科学的建议。

妊娠期糖尿病患者诊断沟通举例 2：

病例：患者，女性，40 岁。因“停经 34^{+} 周，多饮、多食、消瘦 1 个月”入院，入院查空腹血糖 10 mmol/L、糖化血红蛋白 8.5%，血气及酮体均正常；患者高龄女性，本科学历，会计师，经济收入稳定。患者既往有不孕症史，此次妊娠为生化妊娠。无糖尿病家族史。

分析：①患者为高龄产妇，且既往有不孕症病史，对母婴健康情况极度重视，对病情过于恐惧，容易焦虑、抑郁。②患者具有较高的文化程度，获得疾病相关知识的途径较多、较杂，从而无法对病情进行较准确的评估，容易听信网络信息而过于偏激。

诊断沟通的技巧：①该患者诊断沟通的对象应包括患者的配偶，与患者配偶一起关爱、鼓励患者，耐心解释患者病情，对患者进行心理疏导，列举众多战胜疾病的例子，让患者满怀信心、战胜疾病。②纠正患者的错误见解，消除患者负面情绪，鼓励患者接受病情，做好与疾病斗争的准备。

六、情绪异常糖尿病患者诊断的沟通

情绪异常患者糖尿病发生率为普通人群的 2～4 倍，且情绪异常患者中糖尿病发病率有着随年龄增长而增加的趋势。目前情绪异常患者易患糖尿病这一现象中确切的发病机制尚未被阐明，可能是分子遗传、神经内分泌异常、抗精神病药物作用等多种因素造成。情绪异常糖尿病起病多缓慢，表现为无明显诱因出现多饮、多尿、多食、体重下降症状。少数患者可因消瘦、夜尿增多引起监护人注意。而多数情况下，患者难以注意到自身症状，监护人常认为此类症状为精神疾病所致，故患者多为体检、住院期间查血糖异常才得以发现，有的直到发生酮症酸中毒才就诊。故部分情绪异常糖尿病患者以酮症酸中毒为首发表现，如不及时诊断和正确沟通，患者及家属对疾病认识程度不够，可带来严重的后果甚至危及生命。

（一）情绪异常糖尿病患者诊断及家属心理特点

1. 情绪异常患者常出现惊慌、恐惧、多疑心理，常常会抗拒与医护人员进行沟通交流。

2. 情绪异常患者有着认知障碍，对疾病缺乏基本认知能力。

3. 情绪异常患者有着注意障碍，沟通过程中注意力常不能集中。

4. 情绪异常患者有着思维、情感的障碍，沟通过程中常难以与医护人员达成共识。

5. 情绪异常患者家属大多对患者患有糖尿病的事实感到意外，常常会对诊断持怀疑态度。

（二）情绪异常糖尿病患者诊断沟通的技巧

1. 根据患者年龄、性别及心理特点，结合患者家属的态度、文化水平、经济状况及社会背景等开展有针对性的沟通交流。既要重视对患者的宣教，更要注重与患者家属的沟通，使家属充分认识到糖尿病的诊断与分型，并详细解释糖尿病诊断的标准、糖尿病分型的依据和意义。

2. 与患者沟通过程中，要耐心、专心地倾听患者的诉述并有所反应，并用不同方式鼓励患者表达，肯定患者感受的真实性，必要时澄清事实本身与主观描述的区别。多采用精神鼓励法提高患者对疾病的认识，树立战胜疾病的信心。

3. 重视与患者家属的沟通，告知患者家属在疾病诊断过程中家属的鼓励和支持的重要性。要明确告知糖尿病及其并发症的严重性，以提高其认识问题的严肃性，提高后续治疗依从性。

4. 重度情绪异常患者可能会出现自杀行为和攻击行为，故应进行充分的危险性评估及危机干预。

情绪异常糖尿病患者诊断沟通举例：

病例：患者，女性，57 岁。因口干、多饮、多尿伴体重下降 1 月余入院，入院查随机血糖 15.3 mmol/L，糖化血红蛋白 9.12% ，既往有精神分裂症 20 余年。患者儿子，35 岁，大学文化，个体经营户，经济收入尚可。患者母亲、妹妹均有糖尿病。患者情绪激动，拒绝接受患有糖尿病事实。

分析：①患者患精神分裂症，对疾病缺乏基本认知能力，对医护人员有畏惧心理，抗拒和医护人员交流。②患者儿子较年轻，文化程度尚可，工作稳定，经济收入可，愿意配合医护人员劝导患者进行诊断及后续治疗。

诊断沟通的技巧：①该患者诊断沟通中注意与患者适当沟通，但更要注重与监护人充分沟通。在查房过程中采取适当方式鼓励患者使其了解自身糖尿病情况，切忌让患者感到焦虑、恐惧。②患者监护人文化程度高，能主动获取知识了解疾病，诊断过程中愿意配合医护人员劝导患者接受诊治。

七、糖尿病急症患者诊断的沟通

临床上常见的糖尿病急症分为糖尿病酮症酸中毒（DKA）和糖尿病高血糖高渗状态（HHS），DKA 好发于 1 型糖尿病患者，常是新发 1 型糖尿病患者的首要就诊原因，多表现为恶心呕吐、暴饮暴食后腹痛、呕吐等症状，其死亡率一般为 2%～10%；HHS 相对少见，但其死亡率高于 DKA，达 10%左右，常表现为不明原因的意识模糊、嗜睡，甚至昏迷。根据二者的发病特点，糖尿病急症患者多首次就诊于急诊、消化内科，或急性症状缓解后转入内分泌住院部调整血糖。糖尿病急症患者多伴随有强烈的生理不适，或伴有心脑血管并发症，容易出现在诊断明确之前的仅针对急性症状进行治疗和漏诊，因此，面对糖尿病急症患者需要医生具备快速、高效的诊断沟通能力。

（一）糖尿病急症患者诊断及家属心理特点

1. 糖尿病急症可以是糖尿病患者的首次就诊原因，尤其是 1 型糖尿病患者，此时患者对糖尿病尚缺乏科学的认知，容易产生仅要求医生针对不适症状进行治疗的想法，拒绝完善糖尿病相关检查；或者截然相反，部分年轻患者对后续的长期治疗产生悲观、自暴自弃的态度。

2. 糖尿病急症患者因急性症状，常常呈焦虑、烦躁或昏迷状态，患者及家属迫切渴望缓解急性症状，拒绝医生进行详细的病史采集，或因患者意识障碍无法采集病史。

3. 许多因糖尿病急症首次就诊的患者在急性症状缓解后，因对糖尿病缺少认知，容易不重视长期的血糖控制，拒绝进一步完善糖尿病分型、并发症风险评估等检查及胰岛素巩固治疗，不利于糖尿病的进一步诊断和个体化管理方案的制订。

4. 糖尿病急症的发病多因暴饮暴食、饮食不规律、降血糖方案中断或滥用而起病，因此糖尿病急症患者多自带“依从性欠缺”的特点，常因此多次发病、就诊。

5. 部分糖尿病急症患者既往或因感染、胃肠道疾病、脑卒中等疾病就诊，基于对医学知识缺乏系统认知，容易主观地将发病症状归类于既往认知体系，对医生的诊断保持怀疑态度。

（二）糖尿病急症患者诊断沟通的技巧

1. 对不明原因呕吐、腹痛、昏迷，询问病史时否认糖尿病史的疑似糖尿病患者，或 HHS 并发昏迷的患者，应注重询问患者的饮食特点、近期体重变化及相关家族史。

2. 对于既往已确诊糖尿病的急症患者，应注意仔细询问其平时服药或胰岛素注射是否规律以及用药剂量，针对其平时用药剂量，应及时对其用药方案进行调整。

3. 对于基础疾病多，如并发了感染或心脑血管病变的高龄高危患者，在处理糖尿病急症的同时，亦需要仔细评估是否存在其他并发症并告知患者及家属危险性，比如 HHS 昏迷患者可能加重神经损害。总的原则是防大于治，告诉患者及家属糖尿病急症是可以通过定期监测血糖、规律饮食、用药积极预防的，一旦急症发生了，因为年龄、基础疾病等高危因素，仍然会对患者的生命造成威胁、经济造成负担。总的来说，要注意把握好患者及家属对病情的期望值及对疾病的警惕度。

4. 对于因剧烈呕吐、腹痛等急性症状而产生烦躁、焦虑、恐慌情绪的患者，应着重向患者强调针对原发病治疗的重要性，并适当增加至床旁询问病情及安抚的频率，增加患者的依从性。

糖尿病急症患者诊断沟通举例 1：

病例：患者，男性，30 岁，职业销售。因“反复呕吐 3 个月余，再发加重 3 小时”入院，患者于 3 个月前无明显诱因反复出现呕吐，既往有“甲状腺功能亢进”“糖尿病”“高血压”病史，平时服药不规律，因职业原因有酗酒、饮食不规律史。入院查空腹血糖 9.0 mmol/L，β羟丁酸 3.61 mmol/L，患者急性病容，体格检查不合作，反复要求医生快速予以止呕等对症治疗，拒绝进一步完善糖尿病相关检查。

分析：①该患者青年男性，反复呕吐，多次就诊于当地诊所予以止呕等对症处理，过去虽确诊糖尿病，但认为自己年轻，没有重视病情。②患者急性症状明显，反复询问医生药物何时起效、有无特效药，迫切渴望缓解不适。

诊断沟通的技巧：①该患者因剧烈呕吐带来强烈的情绪不安，可多主动至床旁进行安慰，告知其要针对病因进行治疗而非单纯的对症处理，并且，在患者强烈不适时明确告知患者糖尿病急症是可以有效防控的，可以大大增加患者后续的用药依从性。②该患者因工作应酬有酗酒史、饮食不规律，平时服用药物种类繁多、亦不可排除药物胃肠道反应，因此在询问病史时应当注意询问个人史、详尽用药史等，避免误诊、漏诊。

糖尿病急症患者诊断沟通举例 2：

病例：患者，男性，80 岁。因“突发昏迷 2 小时”由家属平车送入院，患者于 2 小时前无明显诱因突发昏迷，既往有“糖尿病”“糖尿病肾病”“脑梗死”病史，家人因工作忙碌，常忽视患者饮食起居。入院查血糖 33 mmol/L，头颅 CT 结果暂未出，家属要求转神经内科住院。

分析：①该患者属于老病号，家属对患者病情保留自己的既往判断，认为医生延误患者病情，态度恶劣。②老年患者，基础疾病众多，意识昏迷，无法向患者直接采集病史，家属疏忽患者饮食起居，无法从病史中获得诊断线索。

诊断沟通的技巧：针对不相信医生诊断的家属，可适当、客观地肯定家属的观点，告知家属高血糖高渗状态确实有并发脑损伤的可能性，并告知已将家属的意见观点纳入自己的考虑范围内，因此为了做出最有效全面的诊疗方案，已经完善脑梗死方面的检查，加用了护脑相关药物。

第三章　糖尿病心理治疗沟通

随着社会的发展，现代医学模式已经从生物医学模式转变为生物－心理－社会医学模式，医疗活动以“患者为中心”，把患者作为一个整体，医护人员不再只关注疾病本身，患者的心理和社会因素也在受到重视。糖尿病患者常常出现各种心理障碍，在降血糖治疗过程中，加强患者心理治疗方面的沟通，将直接或间接提高糖尿病患者的治疗效果，改善糖尿病患者的生活质量。

第一节　糖尿病心理治疗概述

一、糖尿病患者常见心理问题

糖尿病是一种慢性的内分泌代谢性疾病，往往具有患病时间长、远期并发症多、医疗花费大等特点，根据国内外研究发现，糖尿病患者常合并有以下几种常见的心理问题。

1. 抑郁、厌世心理　抑郁是糖尿病患者最常见的心理问题。研究显示，糖尿病患者抑郁症的发生率是非糖尿病患者的两倍。糖尿病患者由于患病时间长、血糖控制不佳、并发症多、长期服药等原因，常常表现为自卑、自责，对任何事情提不起兴趣，严重者甚至拒绝治疗，出现轻生的念头。

2. 焦虑、恐惧心理　多见于中青年糖尿病患者，尤其是有一定文化知识的患者。由于糖尿病是慢性的、终身性疾病，如病情得不到有效控制，常引发急、慢性并发症，有些患者对糖尿病知识缺乏了解，不能客观评价自身状况，以至于产生焦虑、恐惧心理，主要表现为坐立不安，感觉过敏，甚至影响睡眠。

3. 怀疑、否定心理　随着糖尿病发病的年轻化，初次确诊糖尿病的患者，尤其是青少年以及青年患者往往认为糖尿病是一种老年性疾病，对确诊糖尿病往往存在怀疑、否定心理，甚至有部分患者认为自己血糖高没有症状，出现“破罐子破摔”心理。

4. 强迫心理　有部分性格谨慎、认真、过分追求完美的糖尿病患者，十分在意血糖水平，甚至对自测的血糖结果持怀疑态度，认为检测不准确或者存在误差，每天反复检测血糖，血糖稍有升高便焦虑、害怕，惶惶不可终日。

糖尿病作为一种心身疾病，除了上述的心理问题，还可能存在饮食、睡眠的改变，而这些改变都会给糖尿病患者的心理带来更多的负担。

二、糖尿病患者心理治疗的意义

生物－心理－社会医学模式，强调疾病的治疗不仅仅关注疾病本身，还要关注患者心理、社会因素对疾病的影响。糖尿病患者采取心理治疗具有以下几个方面的意义。

（一）增加患者对治疗的依从性

糖尿病作为一种慢性心身疾病，常合并许多心理问题，对糖尿病患者采取有效的心理治疗，疏导糖尿病患者的心理问题，能够大大提高糖尿病患者对治疗的依从性，有效控制血糖，改善糖尿病相关症状和患者生活质量。

（二）改善患者的内分泌功能

糖尿病作为一种内分泌性疾病，如患者长期处于焦虑、抑郁等心理状态下，机体会通过下丘脑释放某种神经递质或通过下丘脑、垂体影响胰岛素细胞的分泌，造成糖尿病患者的血糖控制不佳。进行心理治疗，有助于改善患者的内分泌功能。

（三）降低患者远期并发症的发病率

糖尿病患者晚期血糖控制不佳，往往损害躯体多个系统，主要累及心血管系统，引起全身的大小血管性疾病。在对糖尿病患者进行饮食、药物、运动的治疗方案上，增加心理治疗，可辅助控制血糖水平，从而降低糖尿病患者远期并发症的发病率。

三、糖尿病患者心理问题沟通的方法与技巧

糖尿病患者的心理沟通主要采取语言性沟通的方法与技巧。针对不同的心理问题采取不同的心理治疗方法。

（一）对于抑郁、厌世心理

首先要用温和的言语、熟练的操作、丰富的治疗经验、通俗易懂的词语来与患者沟通，获取糖尿病患者的信任，积极主动的同患者交流，提供相关的医疗知识。尤其要注意督促患者起床活动，鼓励患者尽可能正常生活与工作。

（二）对于焦虑、恐惧心理

时刻关注患者的心理状态，详细倾听糖尿病患者的主诉，了解其出现焦虑、恐惧心理的原因，针对其原因进行有效的治疗。采取心理放松治疗方法，协助患者拟定放松训练方案，利用心理放松的原理进行日常放松。

（三）对于怀疑、否定心理

对于确诊糖尿病的青少年，常伴有怀疑、否定心理，医生要鼓励患者表述自己的想法，用和蔼的语气、日常用语强调糖尿病急、慢性并发症的危害，提醒患者不要因为自我感觉良好而忽视自身的健康危机。与此同时，还要同家属进行沟通，让患者得到家庭的支持。

（四）对于强迫心理

与患者建立信任关系，使其对糖尿病产生正确、客观的认识。鼓励患者多与亲友交流、倾诉，同时建议患者适当参加群体活动，转移患者对血糖的注意力。

第二节　糖尿病患者心理问题识别与沟通

一、糖尿病患者心理问题的识别

糖尿病通常很难治愈，需要长期饮食控制及终身药物治疗，在疾病进展中常伴有并发症的出现，严重影响患者的身心健康，从而引起各种心理问题。医务人员需从以下几个方面识别糖尿病患者存在的心理问题。

（一）通过与糖尿病患者及其家属沟通识别患者的心理问题

医护人员要多与患者及家属沟通，在交流过程中重点观察患者表情、言语、动作等信息，及时了解患者的行为或心理改变。当糖尿病患者出现怀疑、抱怨、治疗不配合、行为异常以及过分焦虑等异常情绪时，均提示患者可能已经伴有心理问题。

（二）医护人员对糖尿病患者心理问题的认知

我国著名医学家张孝骞教授曾说过：“对疾病的认识和治疗，不能不考虑心理因素以及各种社会因素对病人的影响；一个造诣较高的临床大夫，要懂得一点心理学和自然辩证法。”因此，心理学知识对医务工作者非常重要，在平时医疗过程中应不断积累这方面的经验，业余时间应更多地查阅书籍及相关文献，提前了解糖尿病患者常见的心理问题。

（三）糖尿病患者心理问题的评估方式

临床科室应与心理科加强交流与合作，可使用《症状自评量表 SCL－90》《焦虑自评量表》《抑郁自评量表》等心理测验，评估患者心理状况。

通过心理测验以及与患者及家属的交流、观察，对患者心理状况进行全面分析。糖尿病患者的心理问题如能够被及时发现，将会对患者病情的控制与改善有重要帮助。

二、糖尿病患者心理治疗的目标及疗效评估

（一）糖尿病患者心理治疗的目标

糖尿病归属于心身疾病，其病因是生物因素、心理因素和社会因素共同作用的结果。糖尿病患者的心理问题对治疗效果有着极大的影响，其心理问题首选心理治疗，力求达到以下治疗目标。

1. 控制血糖、提高临床疗效，稳定糖尿病患者情绪，使其积极配合治疗。
2. 加强患者对糖尿病病程的整体认识，纠正一些误解或错误评价。
3. 减轻患者的心理包袱，增强患者信心，提高治疗效果。
4. 调动家庭成员对患者的理解与支持。
5. 帮助患者减除精神压力、减轻身体痛苦，促进早日康复。
6. 提高社会人群对糖尿病患者的普遍理解与支持，帮助患者尽早融入家庭和社会。

（二）糖尿病患者心理治疗的疗效评估

对糖尿病患者进行心理治疗是一种科学并且有效的治疗方法，合适的治疗方案会达到较佳的预后，而不恰当的治疗手段则会耽误患者的最佳治疗时间窗

口，继而加重患者的病情。完整的心理治疗是将医生、患者和家属看成一个互动的治疗系统，以患者为主体，关键让其自身掌握心理调节技巧以及不断增强治疗信心和动力，医生是心理治疗的指导者，家属是患者的监督者和帮助者。在评估心理治疗的效果时，需要选择正确的评估手段和思路，因为这与患者心理治疗的疗效息息相关。虽然精确评估心理治疗效果是一件较为困难的事情，但依然可根据患者自身的叙说，或家人的观察及医生的评估等几个维度来衡量。总体疗效可以从以下 5 个维度进行评估：

1. 患者对心理治疗效果的自我评估　即患者的自评，主要取决于患者的个人主观感受，也是最直接、最有效的方法，比如患者通过心理治疗后解决了焦虑抑郁、失眠、食欲不佳等情况，有了自我良好的感受。

2. 患者的社会功能恢复情况　例如，患者刚开始不愿意参与社会活动，心理治疗后，患者愿意主动进行社会交际。

3. 家属对患者的评定　例如，家属描述患者不再乱发脾气，与家人相处关系变融洽；患者家属反应患者的自我管理、血糖监测、用药依从性有所加强。

4. 患者心理治疗前后的心理测量结果对比　例如，通过心理治疗，患者心理量表评分得到改善，表明心理治疗取得一定疗效。

5. 医生的综合评估　根据医生的观察，从思维方式、情绪反应、认识行为、主观能动性等方面对患者做出客观的评价。一般来说，只有在综合分析所有因素的基础上，才能做出比较全面、客观、准确的心理治疗疗效评估。

第三节　特殊人群糖尿病患者心理治疗沟通

一、儿童糖尿病患者心理治疗沟通（见第二章第三节）

二、成人糖尿病患者心理治疗沟通

成人糖尿病主要包括胰岛β细胞破坏为主的 1 型糖尿病和以肥胖、胰岛素抵抗以及胰岛素分泌不足导致的 2 型糖尿病；2 型糖尿病发病高峰年龄多在35～40岁，肥胖、高血脂、高血压等患者易感，与生活方式也存在极大的关系。成人糖尿病大多是 2 型糖尿病；成人糖尿病的典型症状是“三多一少”，即多饮、多食、多尿，消瘦或短期内体重减轻。但很多早期患者常常没有任何症状或症状较轻；因早期症状不典型，有的人直至出现慢性并发性的症状或在常规体检中才发现此病。随着疾病进展，由于代谢异常，很多患者会感到乏力、易疲劳，有些患者是因为口干、乏力就诊。成人糖尿病如不及时诊断和正确治疗会快速进展，出现一系列慢性并发症，严重影响患者的生活质量和结局转归。

（一）成人糖尿病患者心理治疗沟通特点

1. 没有出现并发症之前常见的心理特点　焦虑、过度关注、忧心忡忡。大多数患者直至出现症状才来就诊，身体上的不适加上社会上对糖尿病的一些错误的认知，如“糖尿病是不死的癌症”，并且随着病程的进展、治疗时间的延长、糖尿病难以治愈，患者会逐渐出现烦躁、焦虑不安的心理；对治疗过程及疾病过分关注，精神高度紧张，对家人及同事和医护人员的表情、神态、语言、行为等敏感多疑，不信任等，整日忧心忡忡。

2. 慢性并发症发生之后常见的心理特点　悲观、绝望、抑郁、厌世。随着病情进展，患者血糖波动、难以控制，各种慢性并发症相继出现，给患者躯体带来不适，严重影响患者的生活质量，悲观、失望等心理随之出现。由于慢性并发症的治疗效果常不理想，这给患者身体、心理、经济均产生很大的压力，使得患者容易对医护人员产生不信任，从而抗拒治疗，心理问题表现为情绪低落，常一个人独处，伴睡眠紊乱、失眠，或紧张，易发脾气，甚至可导致抑郁症或焦虑症。随着病程的进展，并发症日趋严重，且治疗效果不佳，患者容易对自身健康状况做出过于严重的估计，疾病不见好转或病情恶化、康复无望时患者会产生厌世心理。对治疗和用药产生抵抗态度，认为无药可医，自暴自弃，不配合治疗，对医护人员表现出不信任、冷漠、无动于衷的态度。

（二）成人糖尿病患者心理治疗沟通的技巧

1. 对于少数抱着一种无所谓的态度的患者，需要充分分析其心理特点，告知糖尿病及其存在并发症（如糖尿病足等）的严重性，以提高患者对糖尿病并发症危害的认识，提高后续治疗依从性。

2. 对于那些对病情过分紧张、焦虑不安和对糖尿病有错误认知“糖尿病是不死的癌症”的患者，在诊断时的沟通要注意纠正患者对于糖尿病的错误认知，告知患者糖尿病虽然是慢性疾病，但只要控制好血糖就不会影响生活质量和寿命，注意安抚患者过分紧张、焦虑不安的情绪，使得患者积极配合医生的治疗、对战胜疾病充满信心。

3. 对于晚期出现慢性并发症并且承受极大的身体、经济和心理压力的患者，在沟通过程中需要特别注意临床关怀和鼓励患者。要让患者感受到医护人员的关心，帮助其树立信心，和医护人员一起战胜疾病。

成人糖尿病患者心理治疗沟通举例1：

病例：患者，男性，40岁。因口干、乏力、易疲劳半年就诊，入院查空腹血糖10.3 mmol/L，糖化血红蛋白9.5%，β羟丁酸3.65 mmol/L，该患者小学文化，对于自己患糖尿病高度紧张、焦虑不安、认为糖尿病是不死的癌症。

分析：该患者小学文化，对糖尿病有错误的认知，对病情极度关注、紧张。

心理治疗沟通的技巧：①在治疗的沟通过程当中要采取适当的方式告知其患糖尿病的情况以及糖尿病的一些知识，改正患者对糖尿病错误的认知，告知患者目前要做的是配合医务人员控制好血糖，出院后继续药物治疗，结合科学合理的饮食、运动习惯。②告知其糖尿病诊断标准及诊断分型（2型糖尿病），通过宣传血糖控制良好的案例帮助其正确面对疾病并缓解患者过度紧张、焦虑不安的心理。

成人糖尿病患者心理治疗沟通举例2：

病例：患者，女性，55岁。因多饮、多食、多尿及体重减轻一年，视物不清、肢体麻木3个月余入院。入院后查空腹血糖15.5 mmol/L，糖化血红蛋白12.6%。患者初中文化，农民，经济收入不稳定，入院治疗后患者症状改善不佳，患者想放弃治疗，不配合医生的治疗。

分析：该患者出现慢性并发症并且治疗效果不佳，加上患者经济收入不稳定，该患者承受了较大的身体、经济、心理压力，患者对疾病产生了悲观情绪，对治疗和用药产生抵抗态度，认为无药可医，自暴自弃，不配合治疗，对医护人员不信任。

心理治疗沟通的技巧：该患者诊断的沟通过程中注意临床关怀和鼓励患者，取得患者的充分信任，并以合适的方式告诉患者其真实病情，切忌夸大或以恐吓方式告知患者糖尿病的危害。充分鼓励患者，让患者感到医生对其的关心、积极配合医生的治疗。不仅要给患者提供关于糖尿病的医学知识，更要改变患者的行为，增加他们的治疗动机，在治疗过程中建立伙伴关系。将患者的配偶或子女纳入沟通过程，使家庭了解糖尿病患者生活中的问题，有利于治疗的依从性。

三、老年糖尿病患者心理治疗沟通

糖尿病主要发生在中老年，我国老年糖尿病（>60 岁）的患病率也在明显地增高，随着我国人口老龄化的进展加速，糖尿病的患病率将会进一步增加。老年糖尿病患者常在不知不觉中起病，等发现时往往病情较严重，并伴有明显的“三多一少”的症状；老年糖尿病患者最早出现头昏，夜尿多等症状；也有部分患者表现为肢体麻木无力。老年糖尿病的特点是他们的基础代谢力下降，而且老年人活动量减少，相当一部分老年人体型肥胖，这些均可导致糖尿病的患病风险增加，且老年患者躯体症状较多，就诊时容易误诊，比如多尿这一症状，可能怀疑是泌尿系统疾病，所以老年糖尿病患者临床上需详细询问病史，做相应的实验室及影像学检查。

（一）老年糖尿病患者心理治疗沟通及家属心理特点

1. 老年糖尿病患者情绪不稳定，存在着对自身疾病的不确定和怀疑心理或者对疾病产生悲观心理。

2. 老年人常常沟通表达能力差，进行交流沟通时不能很好地表达自身状况。

3. 老年人负面情绪易出现，常有不同程度的焦虑、抑郁、紧张等心理问题。

4. 老年人常年缺少陪伴，常出现不同程度的孤独心理。

5. 老年患者家属大多年轻，缺乏对糖尿病等此类疾病的全面认识。

6. 老年患者家属常常不够重视疾病，不能及时有效地监督患者合理用药及改变生活习惯。

（二）老年糖尿病患者心理治疗沟通的技巧

1. 糖尿病常给患者造成严重的精神压力，医生对患者进行心理沟通时需要根据患者的心理特征进行沟通，沟通内容以患者的健康状况以及治疗预后为主，让患者全面了解自己的病情。

2. 沟通过程采用和善的语气、面带微笑及足够的耐心亲切地与患者沟通，耐心倾听患者的真实想法，交流过程中即使患者有错误的认识也不要急于打断。

3. 作为医护人员应具备专业理论知识、熟练的临床技能操作能力及敏锐的洞察力，采用多种手段，让患者了解疾病发生、发展与转归，从而有助于解决主要矛盾。

4. 对于少数自暴自弃的患者，需要认真分析其心理特点，适当地告知糖尿病及其存在并发症的严重性，让患者引起重视，以提高患者的治疗依从性。

老年糖尿病患者心理治疗沟通举例 1：

病例：患者，男性，65 岁。因突发口干、多饮、多尿伴体重下降 15 天入院，入院查空腹血糖 22.5 mmol/L，糖化血红蛋白 10.5%，血气提示酸中毒。患者独自在家生活，能自由活动，正常起居。患者儿子 26 岁、女儿 28 岁，常年在外务工，均体健，家族中无糖尿病家族史。

分析：①该患者 65 岁，常年独自生活，具有良好的认知和沟通能力，但常年缺乏子女陪伴，情绪不稳定，不能全面认识和接受疾病。②患者子女年轻，常年在外务工，未能及时陪伴和关注父亲情绪问题，亦缺乏对此类疾病的全面认识，不重视疾病。

心理治疗沟通的技巧：①该患者诊断的沟通对象应该包括患者本人及患者子女，在与患者沟通的过程中，详细说明糖尿病的治疗特点，不仅是用药还应包括饮食控制等，在与患者子女进行沟通时要告知患者目前的糖尿病分型及此次发病的原因（2 型糖尿病，糖尿病酮症酸中毒），通过沟通交流取得患者及其家属的信任，通过答疑解惑帮助其消除疑虑，树立战胜疾病的信心。②该患者平常生活基本能够自理，但是患者住院后自卑心理明显，他们需要被重视、尊重，因此在沟通过程应该采用和善的语气、面带微笑及足够的耐心亲切地与患者沟通，让患者主动说出内心的真实想法。

老年糖尿病患者心理治疗沟通举例 2：

病例：患者，男性，56 岁。因反复头晕、眼花 2 年，伴下肢乏力、酸胀 2 月入院，入院查空腹血糖 14.5 mmol/L，既往有高血压，冠心病，脑卒中。患者因心功能差，脑卒中遗留左侧肢体活动障碍，常年需要老伴照顾起居。患者儿子常年在外务工，体健，家族中无糖尿病家族史。

分析：①该患者 56 岁，因左侧肢体活动障碍，常年需要老伴照顾起居，情绪容易不稳定，知识面狭窄，不能全面认识和接受这种疾病。②患者存在着对自身疾病的不确定和怀疑心理甚至对疾病治疗的态度非常悲观，老年人负面情绪易出现，常出现程度不同的心理焦虑、抑郁、紧张等心理状况。③患者儿子年轻，常年在外务工，未能及时陪伴和关注父亲情绪，亦缺乏对此类疾病的全面认识，常不够重视疾病，不能及时有效地监督父母控制饮食。

心理治疗沟通的技巧：①该患者诊断的沟通对象应该包括患者本人及患者儿子，应该结合患者的实际情况，让患者全面熟悉自己的病情，在与患者子女进行诊断沟通时要耐心解释糖尿病的相关知识，通过沟通交流取得患者及其家属的信任。②该患者平常生活基本依靠老伴照顾，患者住院后其情绪常多变，易产生自暴自弃不想治疗的想法，需要认真分析其心理特点适当的告知糖尿病及其存在并发症的严重性，让患者引起重视，以提高患者的治疗依从性。

四、妊娠期糖尿病患者心理治疗沟通

妊娠期糖尿病（GDM）是常见的一种妊娠期产科并发症，主要是指妊娠前糖代谢正常或有潜在糖耐量减退，妊娠期才出现或确诊的糖尿病。全球范围内GDM发病率呈不断上升趋势。流行病学调查显示，1999—2008年国内GDM的发病率从2.3％增长到6.8％，而2015年最新的研究表明目前GDM的发病率高达8.1％。临床调查显示GDM发病率约占糖尿病孕妇的80％。GDM不仅可增加妊娠期流产、早产、感染的发生率，再次妊娠时孕妇的复发率高达33％～69％，部分患者血糖虽可在产后恢复正常，但仍有17％～63％的孕产妇产后可发展为2型糖尿病，且远期心血管系统疾病发生率较高，其子女也更易出现肥胖和糖耐量异常。故提高对妊娠期糖尿病的认识，全面了解其高危因素，尽可能做到早预防、早发现、早诊断、早治疗，对进一步改善孕产妇结局及围产儿的生存质量具有重要意义。

（一）妊娠期糖尿病患者心理治疗沟通及家属心理特点

1. 妊娠期糖尿病患者，突然被确诊为妊娠合并糖尿病，往往缺少一定心理准备，会表现为紧张、恐惧。

2. 妊娠期糖尿病患者，由于对糖尿病知识的缺乏，再加上治疗期间饮食控制和胰岛素的应用，孕妇常常担心影响胎儿的正常发育及造成胎儿畸形，多表现为焦虑、抑郁。

3. 妊娠期糖尿病患者，妊娠期间反复的血糖检测和必要的产前检查，加重了孕妇的心理负担。

4. 妊娠合并糖尿病产妇，绝大多数是初产妇，由于缺乏分娩经验，以及社会媒体对分娩痛苦不适当的宣传，产妇临产伴随着宫缩阵痛，心理负担逐渐增加，产生紧张、恐惧。

5. 不同妊娠期糖尿病患者，各自家庭文化背景不同，对高危妊娠缺乏了解，对母婴危害及并发症又了解不多，常担心新生儿能否健康娩出问题。

6. 少数产妇因婴儿性别不满或新生儿先天性疾病出现苦恼、沮丧、无措等表现，严重者发展为产后抑郁症。

（二）妊娠期糖尿病患者心理治疗沟通的技巧

1. 根据妊娠年龄和心理特点，结合患者的教育水平、经济状况等背景开展有针对性的沟通交流。对妊娠合并糖尿病患者给予针对性的医疗干预。在妊娠期护理过程中适当进行心理宣教。

2. 妊娠期糖尿病患者诊断时的沟通要特别注意既要明确告知病情，也要多采用精神鼓励法，可以通过列举周边血糖控制很好的糖尿病患者实例，以提高患者及家属对疾病控制的信心。

3. 关心体贴妊娠糖尿病患者，采取平和的态度与患者进行有效沟通，鼓励患者充分表达内心感受，让患者吐露心声，评估患者对疾病的认识程度；建立良好的医患关系。

4. 主动帮助分析患者的病情；应尽量用通俗易懂的语言向孕妇和家人讲解妊娠糖尿病的医学知识。

妊娠期糖尿病患者心理治疗沟通举例：

病例： 患者，女，24 岁。因停经 34^{+} 周入院，入院后 B 超提示胎儿偏大、羊水多，空腹血糖 8.9 mmol，随机血糖 19.8 mmol。患者丈夫 28 岁，是某公司经理，经济收入稳定。家族中无糖尿病病史。患者妊娠期请假独自在家休息，丈夫在外工作。

分析： ①24 岁妊娠期糖尿病患者，初产妇，缺乏妊娠经验，心理负担重，存在紧张、恐惧心理。②患者妊娠期缺乏陪伴与关爱，情绪波动幅度较大，遇到负面情绪时没有倾诉对象，导致心理压力越来越大，影响病情。③患者丈夫缺乏糖尿病相关知识的认识，对于妻子的妊娠期糖尿病束手无策，对于妻子妊娠期的心理问题不能给予及时安慰与开导。

心理治疗沟通的技巧：①根据该患者24岁的年龄和伴随妊娠紧张、恐惧、情绪波动和缺乏关爱等心理特点，并且结合患者的教育水平、经济能力等状况，我们医护人员应该从言行举止上关心体贴妊娠糖尿病患者，采取和蔼的态度、文雅的举止与患者进行有效沟通，鼓励患者充分表达内心感受，引导她们说出自己最担心的问题，从而给予患者最高效的诊疗，解决患者心理问题。②和患者丈夫进行诊断沟通时，应该尽量用通俗易懂的语言向患者和家人讲解妊娠糖尿病的医学知识，明确妊娠期糖尿病诊断和分型，了解妊娠期糖尿病的危害和治疗过程，叮嘱其给予患者心理安抚。③妊娠期糖尿病患者诊断时的沟通要多采用精神鼓励法，可以通过列举一些正确认识并且血糖控制很好的糖尿病患者实例，以提高患者及家属对疾病的认识和树立战胜疾病的信心。

四、糖尿病合并情绪障碍患者心理治疗沟通

情绪作为人主观的心理感受，包括多种表现形式，在日常生活中主要表现为喜、怒、哀、乐、爱、恨、惊、恐、恨等。如果人的情绪在各种因素的影响下长时间失控，就可能出现各种心理疾病，如抑郁症、焦虑症、强迫症等。随着社会的发展以及生活压力的增大，心理疾病、心身疾病的患病率也越来越高。糖尿病作为一种慢性疾病，近年来发病率逐渐增高，患病者也越来越年轻化，国内外最新研究显示情绪异常患者与糖尿病患病率呈相关性，即情绪障碍与糖尿病的患病率有一定关联。1型糖尿病患者常见于青少年，2型糖尿病患者常见于中老年。1型糖尿病患者常起病急，多饮、多食、多尿症状明显，体形消瘦。而2型糖尿病患者常早期临床症状不典型，仅实验室检查血糖指标升高。但是二者都可能发生急性并发症，如酮症酸中毒等。

（一）情绪异常糖尿病患者心理治疗沟通及家属心理特点

1. 部分情绪异常糖尿病患者情绪起伏大，在沟通过程中注意力不集中。

2. 对于情绪低落的患者，往往不愿意进行沟通。

3. 对于焦虑的患者，常常性子急躁，缺乏耐心，常常会打断医务人员的沟通。

4. 情绪异常青少年糖尿病患者的父母，对于患者原有的情绪异常已心力交瘁，对于糖尿病的诊断结果抱有怀疑、否定的态度。

5. 情绪异常糖尿病患者家属的社会背景，经济能力，教育水平各有其特点，对疾病的心理承受能力各不相同。

（二）情绪异常糖尿病患者心理治疗沟通的技巧

1. 对于青少年情绪障碍的患者，主要与其父母进行有效的沟通，让其父母知晓糖尿病的分型，典型的临床表现，具体的临床治疗以及后续的日常生活习惯。在父母有了糖尿病相关知识基础上，再与患者一起沟通。

2. 对于怕病、恐惧等心理承受能力较差的糖尿病患者，医务人员在沟通过程中要主动热情，态度温和，再运用肢体语言，让患者感受到人文关怀。

3. 对于焦虑等情绪异常的糖尿病患者，医务人员要态度沉着，保持自己的沟通节奏，耐心倾听患者的描述，避免使用强制性的用语。

4. 在与情绪异常糖尿病患者的沟通过程中，医务人员一定要有耐心，运用通俗易懂的词语来询问患者的不适，而不是运用专业术语，让患者感到沟通障碍。

情绪异常糖尿病患者心理治疗沟通举例 1：

病例：患者，男性，13 岁。性格内向，不爱说话，情绪低落，对任何事物提不起兴趣一年，近期因多饮、多尿、多食、消瘦、注意力不集中 1 个月余入院治疗。入院查空腹血糖 13 mmol/L，糖化血红蛋白 10%，患者父亲 37 岁，母亲 36 岁，初中文化，个体户经营者，经济收入稳定。家族中无早发糖尿病家族史。患者父母对于患者确诊糖尿病不愿接受，不愿与医务人员沟通。

分析：①该患者 13 岁，属于青少年，平日性格内向，沉默少语，与医务人员的沟通存在困难。②患者父母年轻，文化程度较低，经济收入稳定，对孩子患糖尿病感到抗拒。

心理治疗沟通的技巧：①该患者诊断沟通的主要对象是父母，次要对象是患者。但是在查房过程中也要注意与患者的沟通，采用热情的态度、亲切的言语告知患者目前的身体情况。②在与患者父母沟通的过程中，要详细解释糖尿病的分型，临床治疗以及后续日常管理，让患者父母了解糖尿病是一个可控、可治的疾病。

情绪异常糖尿病患者心理治疗沟通举例 2：

病例：患者，男性，46 岁。情绪不稳定多年，与人沟通时没有耐心，冲动易怒，生活中稍有不顺心便大发雷霆，近半年感口渴，食量变大，入院检查发现空腹血糖 16 mmol/L，糖化血红蛋白 7%。该患者配偶 45 岁，儿子 20 岁。患者及其配偶初中文化，自由职业者，经济收入不稳定。患者配偶对于患者的确诊感到担忧、害怕。

分析：①该患者平日冲动、易怒，对医务人员的询问缺乏耐心。②患者及其配偶文化水平低，家庭经济收入不稳定，对于糖尿病缺乏了解，对该病存担忧、恐惧心理。

心理治疗沟通的技巧：①患者为主要的诊断沟通对象，针对患者的自身情况，医务人员在沟通时语气要温和，避免使用刺激性的话语。②详细明确告知患者及其配偶糖尿病疾病的诊断标准及其分型，通过沟通告知患者日常护理，树立治疗疾病的信心。

五、急诊糖尿病患者心理治疗沟通

急诊糖尿病患者年龄各异，常以糖尿病常见的急性并发症来就诊，糖尿病有以下四种急性并发症：糖尿病酮症酸中毒、高渗性昏迷、乳酸酸中毒和低血糖昏迷等。糖尿病的急性并发症是临床常见的急诊，具有起病急，进展快，死亡率高的特点。如不紧急抢救，会给患者造成难以挽回的后果。糖尿病患者急性并发症常见的临床表现有相似性又有其特异性。临床首发症状可以多饮、多尿加重，烦渴，食欲不振，恶心呕吐等，严重者可以出现脱水，皮肤干燥，到最后出现低血压休克。糖尿病酮症酸中毒患者最具特征的临床表现是呼吸有烂苹果味。

（一）急诊糖尿病患者心理治疗沟通及家属心理特点

1. 急诊糖尿病患者就诊时情绪不稳定，对医生的提问可能难以回应。

2. 急诊糖尿病患者往往伴随着恐慌心理，在沟通过程中难以集中注意力。

3. 急诊糖尿病患者大部分来诊时已经昏迷，此时的沟通主要通过询问陪诊了解患者的情况。

4. 急诊糖尿病患者的陪诊大部分是亲人，如伴侣、子女。在患者突然发病时会显得过分恐惧、担忧。

5. 急诊糖尿病患者的家属经济能力各不相同，教育背景也各不相同，再加上对患者病情的担心，只想医生尽快抢救，而不是相互沟通。

（二）急诊糖尿病患者心理治疗沟通的技巧

1. 要根据急诊糖尿病患者的就诊症状以及就诊时的心理，进行针对性的有效沟通。对于首发症状相对轻微的患者，如恶心、呕吐等。要主动询问患者的既往疾病史，最近的饮食等，了解发病的诱因。在此过程中一定要尽可能冷静、态度温和，避免恐吓性词语。

2. 对于以首发症状是以昏迷来就诊的患者，则特别要注意与家属的沟通。家属的社会背景、经济地位、教育经历各有不同，对疾病的了解程度各有不同。在跟家属的沟通过程尽量使用通俗易懂的词汇，让家属对患者的疾病有所了解，而不是进了医院连患者的病情都不清楚，对医生的治疗不信任，耽误抢救患者。

3. 对于心理承受能力欠佳的患者和家属，要明确告知患者病情，后续诊疗方案，预后情况等，给患者和家属提供继续治疗的信心。

急诊糖尿病患者心理治疗沟通举例1：

病例：患者，男性，65岁。患糖尿病已20年，一直服用降血糖药物控制病情。近一周多饮、多尿进行性加重伴呕吐。今晨感头晕，皮肤湿冷，挂急诊科入院。体格检查示：神志尚清，血压130/90 mmHg，脉搏90次/min，呼吸20次/min，体温37 ℃。实验室检查：血糖16.7 mmmol/L，尿酮（＋＋＋），尿糖（＋＋），血气提示酸中毒。患者妻子62岁，儿子40岁。妻子小学文化水平，平日在家带孙子。儿子大学文化，在公司上班，家庭经济收入稳定。患者妻子先陪同患者就诊，后联系儿子入院陪伴。患者及其家属想尽快缓解病情。

分析：①该患者因呕吐、头晕就诊，对疾病有担心、恐慌心理，对医生的沟通注意力不集中。②患者的家属对疾病不了解，面对突然的病情变化感到惶恐。

心理治疗沟通的技巧：①该急诊患者的沟通对象包括患者及其家属。首先应关注患者的情况，询问患者的病情，让患者感受到医生的耐心与专业。②患者家属的沟通同样重要，在和患者家属的沟通中要明确告知患者出现此症状的原因，解释患者的实验室结果以及后续的诊疗计划，消除患者家属的恐慌心理。

急诊糖尿病患者诊断沟通举例 2：

病例：患者，男性，50 岁。确诊 2 型糖尿病 10 年，平日血糖控制欠佳，行胰岛素治疗 2 年余。突发昏迷 40 分钟入急诊科抢救。实验室检查血糖 2.1 mmol/L，提示低血糖。患者妻子 47 岁，儿子 19 岁。妻子初中文化水平，儿子刚上大学。妻子平日在家操劳家务，患者承担家庭全部开支。

分析：①该患者因昏迷入院，不能与医务人员进行沟通。②患者家属无经济收入，对疾病的不了解，对患者突发昏迷感到恐慌、害怕、焦虑。

心理治疗沟通的技巧：①该患者因为昏迷，所以沟通的对象主要是家属。②在与患者家属的沟通过程中一定要详细告知患者病情，可能出现的并发症，让家属了解到患者病情严重程度，以及后续治疗方案，预后情况，同时安抚患者家属，树立治疗信心。

第四章　糖尿病医学营养治疗沟通

糖尿病治疗包括饮食控制、运动、药物治疗、血糖监测及自我管理等途径，目标是通过纠正患者不良的生活方式和代谢紊乱，以防止急性并发症的发生、降低慢性并发症的风险。国际糖尿病联盟（IDF）推荐的医学营养治疗（MNT）是糖尿病及其并发症的预防、治疗、自我管理以及健康教育的重要组成部分，在糖尿病自然病程中任何阶段都有着尤为重要的作用。因此，如何提高糖尿病医学营养治疗的可操作性及受用性，发挥医患沟通作用，已成为糖尿病研究领域的一个重要课题。

第一节　糖尿病医学营养治疗概述

一、糖尿病医学营养治疗的概念

（一）美国糖尿病医学营养治疗概念

糖尿病医学营养治疗是美国糖尿病协会（ADA）于 1994 年首次提出了概念，旨在为糖尿病患者提供专业的饮食指导和营养推荐，包括对患者进行个体化营养评估与营养诊断、制订相应的营养干预计划，并在一定时期内实施及监测，通过调整饮食总能量、饮食结构及餐次分配比例，达到控制血糖、维持理想体重并预防营养不良发生的目的。

（二）我国糖尿病医学营养治疗措施

2010 年，制订了首个《中国糖尿病医学营养治疗指南》，2013 年，进行了修订，建议任何类型的糖尿病及糖尿病前期患者均需接受个体化医学营养治疗。

2017 年，《中国糖尿病膳食指南》提出了 8 条营养健康建议：

1. 推荐吃、动平衡，合理用药，控制血糖，达到或维持健康体重。

2. 主食定量，粗细搭配，全谷物、杂豆类占1/3。

3. 多吃蔬菜、水果适量，种类、颜色要多样。

4. 常吃鱼禽，蛋类和畜肉适量，限制加工肉类。

5. 奶类豆类天天有，零食加餐合理选择。

6. 清淡饮食、足量饮水、限制饮酒。

7. 定时定量，细嚼慢咽，注意进餐顺序。

8. 注重自我管理，定期接受个体化营养指导。

二、糖尿病医学营养治疗的目标与意义

（一）糖尿病医学营养治疗的目标

糖尿病膳食制作应因人而异，强调个体化原则。根据患者病情特点、血糖、尿糖值的变化，结合血脂水平和并发症等多重因素，确定和调整能源物质的比例，即进行膳食分型（表4-1）。糖尿病医学营养治疗的目标主要是：

1. 达到并维持接近正常的血糖水平，即餐前血糖控制在5.0～7.2 mmol/L，餐后2小时血糖高峰<10.0 mmol/L，糖化血红蛋白<7%。

2. 达到并维持适宜的血脂水平，即血脂水平控制在LDL-C<2.5 mmol/L，TG<1.5 mmol/L，HDL-C>1.0 mmol/L。

3. 防止或延缓糖尿病并发症的发生和发展。

4. 维持儿童青少年的正常生长发育和成人的合理体重。

5. 摄取平衡膳食，达到并维持健康，从事正常活动，提高生活质量。

表4-1 糖尿病膳食分型

分型	体征	碳水化合物/%	蛋白质/%	脂肪/%
A	轻型糖尿病	60	16	24
B	血糖尿糖均高	55	18	27
C	合并高胆固醇血症	60	18	22
D	合并高甘油三酯血症	50	20	30
E	合并肾功能不全	66	8	26
F	合并高血压	56	26	18
G	合并多种并发症	58	24	18

注：引自焦广宇主编《临床营养学》。

（二）糖尿病医学营养治疗的意义

循证医学证实了医学营养治疗的重要性，将其逐步提高到与药物治疗同等重要的地位，成为糖尿病治疗的基础，也是任何类型糖尿病最基本的治疗措施。

1. 医学营养治疗是调控血糖、维护健康的必要基础　医学营养治疗是基于对食物、营养素与饮食因素在糖尿病发病过程中的作用研究成果所提出的合理营养原则及其治疗食谱，从而保证患者合理营养，既调控血糖又维护健康，达到改善患者生活质量和临床结局，进而节约医疗费用的目的。

2. 医学营养治疗是健康教育的重要内容　医学营养治疗旨在根据不同患者的体重指数、疾病情况、饮食习惯和文化背景，给予最适合的饮食治疗方案，既满足患者的营养摄取需求，又满足患者的口感需求，以取得最佳的治疗效果，因此成为健康教育的重要内容。

3. 实施医学营养治疗是执行营养健康政策的重要任务　在把人民健康放在优先发展的战略地位、加快推进健康中国建设的新时代，凸显了营养健康政策的重要性，要全面推动营养规划任务的完成，包括：普及营养健康知识，优化营养健康服务，建立完善临床营养工作制度，开展住院患者营养筛查、评价、诊断和治疗，推动营养相关慢性病的营养防治，推动特殊医学用途配方食品和治疗膳食的规范化应用等。

第二节　糖尿病医学营养治疗主要环节及沟通

一、糖尿病营养风险筛查及营养评估

（一）营养风险筛查定义

美国肠外肠内营养学会（American Society for Parenteral and Enteral Nutrition，ASPEN）将营养风险筛查（nutritional risk screening）定义为：“识别与营养问题及其相关特点的过程，其目的是发现个体是否存在营养不良或者发生营养不良的危险。”美国营养与饮食学会（Academy of Nutrition and Dietetics，ADA）则指出“营养风险筛查是发现患者是否存在营养问题和是否需要进一步进行全面营养评估的过程”。欧洲肠外肠内营养学会（European Society for Parenteral and Enteral Nutrition，ESPEN）认为“营养风险筛查须是一个快速

而简单的过程，通过营养筛查发现存在营养风险的患者，进一步制订并实施营养计划；若患者存在营养风险但不能实施营养计划或暂时不能确定患者是否存在营养风险时，需进一步进行营养评估”。

因此，对于每一个新入院或者于门诊就诊咨询的糖尿病患者，有必要对其进行科学的营养筛查，认为存在营养风险的患者需要进行进一步的营养评价，以制订和实施个体化营养支持计划，并可通过结局指标监测营养支持效果。

（二）营养风险筛查工具

目前营养风险筛查方法有多种，常用的主要有营养风险筛查 2002（nutritional risk screening2002，NRS2002）、主观整体营养评估（subjective globe assessment，SGA）、简易营养评估法（mini nutritional assessment，MNA）及其简表（MNA-SF）、营养不良通用筛查工具（malnutrition universal screening tool，MUST）、营养风险指数（nutritional risk index，NRI）等。

其中，NRS2002 是 2002 年由欧洲肠外肠内营养学会提出并推荐使用的营养风险筛查工具，也是目前唯一一个基于随机对照研究有循证医学证据的营养筛查工具。NRS2002 基于 3 个方面因素评定患者是否存在营养风险以及判定风险程度，包括：①营养状态受损评分（包括体重指数、近 1～3 个月体重变化、近 1 周膳食摄入情况），0～3 分；②疾病严重程度评分，0～3 分；③年龄评分，≥70 岁加 1 分。与其他筛查工具相比，它能更好地预测住院患者的临床结局，将是否具有营养风险的评分切割点定为 3 分，当营养风险总评分≥3 分，认为患者处于营养风险，需根据患者的临床情况，制订个体化的营养支持计划。而营养风险总评分<3 分者虽然没有营养风险，但仍应在其住院期间每周筛查 1 次。NRS2002 简单易操作，通过简单的询问及测量即可得出基本评价，且无创、无需明显医疗支出，患者易于接受，因此被国内外学者认可。

2003 年欧洲肠外肠内营养学会指南、2008 年中华医学会肠外肠内营养学分会肠外肠内营养临床指南、2015 年美国重症医学学会及美国肠外肠内营养学会指南，均推荐将 NRS2002 作为住院患者的首选营养筛查工具。

（三）营养评估

在对住院患者进行营养风险筛查后，应进一步对患者行营养评估，从而为后续制定营养支持方案提供依据。

依据ESPEN教育委员会的观点，营养评估主要包括6个方面内容：①病史和检查，应考虑所有可能导致营养不足的因素及患者自身情况；②疾病状况，包括了解病史、临床检查、一般检查等；③功能评价，如因营养不足引起的精神和身体功能异常；④实验室检查，如炎症和疾病严重程度的重要量化指标；⑤液体平衡检查，如检查机体有无脱水或水肿情况；⑥人体组成测量，主要包括总体脂肪、总体水和瘦体组织测定等。

与非专业人员常常单纯使用体重、体质指数、皮褶厚度、上臂（肌）围及腰臀比等指标判断机体营养状况不同的是，ESPEN教育委员会的观点认为营养评估应包含多项内容，利用单一指标评定误差较大，因此经过营养风险筛查认定存在营养风险时，推荐使用综合评估方法，从而提高评价的准确性。

二、糖尿病营养咨询

（一）营养咨询的主要内容

1. 咨询的背景信息　医护人员要了解患者的基本信息包括姓名、性别、年龄、身高、体重、职业、文化程度、饮食习惯、基础性疾病等。

2. 咨询的原则内容　通过咨询沟通，向患者及其家属讲清楚营养治疗是糖尿病综合治疗中不可分割的一部分，对任何类型的糖尿病，营养治疗都是行之有效的最基本的治疗方法。对于轻型糖尿病患者，单纯经饮食控制和调节即可使血糖恢复正常；对于中、重型糖尿病患者，经饮食控制和调节可减少用药，使病情稳定，减轻和预防并发症的发生。讲清楚营养治疗就是通过调整患者的饮食量和膳食结构使糖尿病综合治疗达标，并充分考虑每个患者的年龄、身高、体重、劳动强度、营养状况、病情、饮食习惯、生活方式等因素，强调个体化营养治疗。讲清楚营养治疗强调配膳合理，使患者从食物中摄取的碳水化合物（糖分）不致加重胰腺的负担，促进血糖在空腹时下降到正常或接近正常，促使尿糖消失，纠正代谢紊乱，防止出现各种并发症，还能供给患者足够的营养，以维持身体生理功能、提高劳动力、延长寿命。讲清楚如不控制饮食，血糖过高，易促进并发症的发生和发展，危及生命；若不合理的过分控制饮食，可造成营养不平衡，将加重病情。

3. 咨询的具体事项　包括合理控制全天总热能；碳水化合物供给量要求；蛋白质供给量要求；脂肪供给量要求；膳食纤维、维生素、无机盐和微量元素的供给量要求；餐次和餐量要求；合理饮水要求；食物多样化、食物之间等值交换要求等。让患者及其家属通过咨询，全面正确知晓医学营养治疗的具体事项，发挥指导作用，产生配合效应。

（二）营养咨询的方法

1. 营养咨询的方法目前应用较多的是 SOAP 营养咨询法［主观询问（subjective）、客观检查（objective）、评价（assessment）和营养治疗计划（plan）］，具有方便、简单、易行的特点，同时包括了咨询的重要内容（图 4－2）。

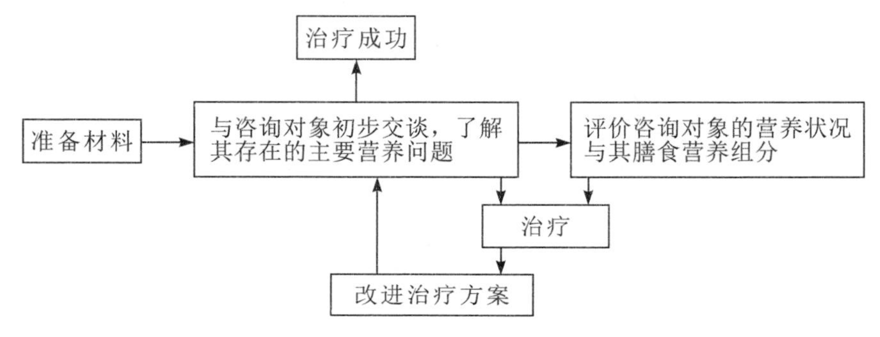

图 4－2　SOAP 法营养咨询法

主观询问主要包括询问患者营养状况、饮食史、饮食习惯和嗜好、餐次和分配比例、有无偏食，以及烹调方法等。

客观检查主要是体格营养状况检查（测量身高、体重、肱三头肌皮褶厚度、上臀围），营养缺乏症体格检查，血液常规化验，包括白细胞总数，淋巴细胞分类，血清总蛋白、白蛋白、球蛋白、视黄醇结合蛋白、血清脂蛋白及其分类等。

评价即按照《中国居民膳食营养素参考摄入量》进行饮食调查结果的评价，了解食物结构是否合理，各种营养素是否能满足机体需要，根据体格营养状况检查的结果评价咨询对象当前的营养状况。

营养治疗计划也就是制订饮食营养计划，结合经济条件和饮食习惯，根据疾病种类，在饮食营养原则方面给予指导，包括饮食禁忌、食物等值换算、参考食谱和注意事项。

2. 营养咨询的流程图法是一个动态的、简单的、视觉化的方法，用来展示流程或产品的各种步骤、时间和操作。图 4－3 是一个对咨询对象进行的营养咨询流程图，它具有不容易遗漏的特点，便于操作。

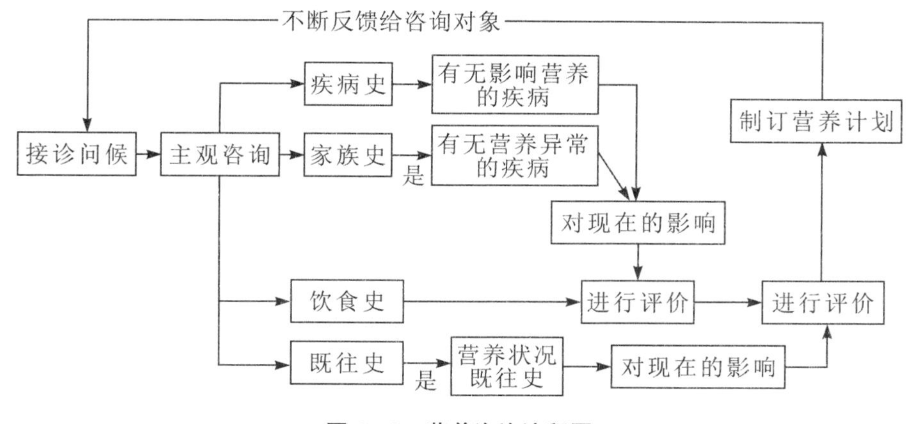

图 4-3　营养咨询流程图

（三）营养咨询的步骤

1. 与患者建立良好的咨询关系　营养师用热情、自然、平和、耐心的态度以及给予患者关注和尊重，有助于患者产生信任感，促进医患交流。

2. 收集病史　包括了解患者的既往史和现病史，询问其服用药物或使用其他治疗手段的情况，以及患者的一般情况，以确定下一步咨询的重点。

3. 收集饮食史　这是营养咨询工作的基础。该步骤的主要目的是评价糖尿病患者日常能量和营养素的摄入量与参考摄入量间的差距，以评价其饮食是否合理。

4. 临床检查　目的是发现与营养状况改变有关的症状与体征。

5. 分析并评价　分析问题、做出评价是给予指导的基础。分析时应注意信息的取舍，充分考虑混杂因素，客观、合理地评价患者营养状况。

6. 膳食指导　营养咨询的目的是从膳食结构、膳食质量及相关行为等方面给患者提出指导性意见，改善其饮食行为模式，起到防病、治病、提高生活质量的作用。根据中国营养学会《中国居民膳食营养素参考摄入量（DRIs）》（2013 版），根据自己的年龄范围和劳动强度来确定能量需要量，直接采用对应的能量值作为膳食设计的目标。膳食指导的原则是：①切实可行；②实施措施具体；③重点明确。

7. 追踪与反馈　对于糖尿病患者而言，给予膳食指导并不意味着咨询工作的结束，还需要对其进行定期随访，建立长效的沟通、随访、反馈机制，以了解指导意见的执行情况、患者状况的变化，根据反馈信息调整指导方案，以促进患者的康复，提高生活质量。

糖尿病控制水平参考指标见表4-4。

表4-4　糖尿病控制水平参考指标

指标	英文缩写	理想	良好	差	单位
空腹血糖	FBS	<6.0	6.0~7.8	>7.8	mmol/L
餐后2小时血糖	2hFBS	<8.0	8.0~10.0	>10.0	mmol/L
糖化血红蛋白	HbAlc	<7.0	7.0~8.5	>8.5	%
尿糖	GLU	0	0~500	>500	mg/dl
甘油三酯	TG	<1.5	1.5~2.2	>2.2	mmol/L
总胆固醇	Chol	<5.2	5.2~6.5	>6.5	mmol/L
高密度脂蛋白	HDL	>1.1	1.1~0.9	<0.9	mmol/L
血压	BP	<140/90	无	>160/95	mmHg
体重指数（男）	BMI	20~25	25~27	>27	kg/m^2
体重指数（女）	BMI	19~24	24~26	>26	kg/m^2

三、医学营养治疗常见医患沟通障碍及化解

（一）医患信息不对称

医疗行为的专业性和科学性，使得医患双方天然存在信息不对称性，导致医生解释病情常出现患者理解偏差或误解。因此，在临床工作中，医护人员应采用通俗易懂的言语和方式与患者进行沟通和指导。例如，在制订健康饮食计划时可采取实物仿真模型、使用彩色对话图片，通过“看图对话”方式对糖尿病患者进行健康饮食指导，让患者易于理解和接受，更好地体现尊重患者生活和饮食习惯的要求。

（二）传统的“服从性”沟通

在传统的医疗实践中，医生认为自己为医疗行为的主体，掌握专业的医学知识，治疗方案是基于维护患者健康、提高患者生活质量的动机而制订，是患者目前状态下最佳的医疗决策方案，从而希望得到患者的尊重与服从。现实情况是，更多患者希望获得对病情更多的知情权，对治疗方案更多的话语权，成为诊疗方案决策的参与者。医患双方动机与期望的差异，影响着包括营养治疗在内的糖尿病治疗方案的制订与实施，从而影响治疗效果。应当改变“服从性”

沟通方式，使医患双方成为糖尿病诊疗决策与实施的共同体。

（三）营养意识及自我管理能力较差

目前，虽然多数大型医院设有营养科门诊，但我国慢性病患者的营养治疗意识相对薄弱，自行前往就诊咨询的患者较少。且 MNT 在糖尿病治疗中是贯穿始终的，要求患者严格并长期执行，这意味着患者需有一定的自我管理能力。我国糖尿病患者基数较大，年龄分布广，受教育程度参差不齐，其中老年和儿童糖尿病的自我管理是 MNT 实施中的难点。因此，在医学营养治疗沟通中应注重对患者营养意识及自我管理能力的宣传教育，尤其要积极利用现代信息技术条件，加强糖尿病防治知识宣传，提高患者对 MNT 的认知，培养患者 MNT 的主动意识，增强自我管理能力。

第三节　特殊人群糖尿病患者医学营养治疗沟通

一、儿童糖尿病营养治疗的沟通

（一）儿童糖尿病临床特点

儿童糖尿病是指在 15 岁以前发生的，以高血糖为主要生化特征的全身慢性代谢性疾病，主要以 1 型（即胰岛素依赖型）糖尿病为主，因此一般起病较急，除开“三多一少”的典型临床表现，部分患儿表现为疲倦、乏力，夜尿增多、遗尿等常为早期表现，在病史较长的年长患儿中，消瘦、精神不振、倦怠乏力等表现突出，易出现各种糖尿病并发症：①急性并发症，包括糖尿病酮症酸中毒、低血糖、感染、糖尿病非酮症高渗性昏迷等。②中期并发症，主要与治疗不当有关，包括骨骼和关节异常、生长障碍、性成熟延迟、智力发育受损、白内障等。③慢性并发症，包括糖尿病视网膜病变、糖尿病肾病、糖尿病周围神经病变等。

但随着人们生活水平的提高和生活方式的改变，肥胖儿童越来越多，2 型糖尿病的发病率也逐渐呈现增长趋势。儿童糖尿病是终身的内分泌代谢性疾病，营养治疗目的为：①使血糖、尿糖和血脂指标达到或接近正常值，防止酮症酸中毒和低血糖的发生，防止或延缓并发症的发生发展；②供给营养充足的平衡膳食，使患儿获得正常生长发育，以维持健康和从事正常学习、活动，提高生活质量。

（二）儿童糖尿病患者营养治疗沟通特点

1. 治疗环境的陌生，会使患儿产生紧张、抑郁、焦虑等情绪，应对入院患儿进行及时的环境介绍，并且通过亲和的态度沟通，使之能够消除陌生感。

2. 儿童的认知能力尚未完全，其对于疾病缺乏系统的了解，可能会轻视也可能会过于严重化，因此儿童的心理状态会相对复杂，因此必须要以有效沟通的形式，尽可能了解患儿的心理状态。

3. 儿童糖尿病患者，因其主诉能力不完善，主要以与家属沟通为主。家长常有焦虑、恐慌、抑郁情绪，注重家属心理护理落实，在沟通过程中需要特别注意措辞和肢体语言。要让患儿及父母感受到医护人员的人文关怀，帮助其树立信心，消除其不良情绪，提高其治疗配合度，使病儿达到优良的代谢控制和预防糖尿病并发症的目的。

儿童糖尿病患者营养治疗沟通举例：

病例： 患儿，女性，8 岁，1.30 m，48 kg。因多饮、多食、多尿 13 天入院，经询问爱吃肉类烧烤食品，爱喝可乐及看电视，平时很少运动。入院随机血糖 19.04 mmol/L、尿糖（+++），糖化血红蛋白 13.3%，β 羟丁酸 5.32 mmol/L，血气分析提示酸中毒。患者父亲 38 岁，大专文化，汽车销售；母亲，36 岁，初中文化，自由职业。家族中无糖尿病病史。

分析： ①该患儿 8 岁，无家族病史，BMI 指数约为 28.4 kg/m^2，诊断符合 1 型糖尿病合并肥胖症。学龄期儿童，缺乏基本自我认知能力，对陌生的治疗环境及医护人员有紧张、畏惧心理，从而抗拒和医护人员交流。②患者父母文化程度较低，经济条件不稳定，遵医嘱率不高，患者父母认为糖尿病是老年性疾病，血糖高仅是因为饮用过多碳酸饮料，而不愿意接受其女儿患糖尿病的事实。

营养治疗沟通技巧： ①儿童患者应该以家属沟通为主，与家属沟通要保持共情的心理，帮其消除疑虑，对医生产生信任，站在患方的角度，结合患者的家庭情况，与患儿多交流，了解患儿的饮食及运动喜好、糖尿病的相关因素，结合医学原则与患方立场指定双方都接受的治疗方案，使其真正意识到患儿终生进行饮食控制对儿童糖尿病治疗的重要性。②医护人员及家属与患儿沟通时，不仅要注意语言沟通的原则，如语音、语调、停顿；也要适当进行非语言性沟通，微笑的面部表情，举例时的肢体动作，与患儿有效、和谐的沟通，有助于提高患者的依从性。③儿童糖尿病多采用胰岛素治疗，全日饮食分为三餐三点心制，其中早餐和午餐占总热量25%，晚餐占30%。上、下午点心占5%，睡前点心占10%。该肥胖患儿（<10岁）：每天所需能量（kJ）=4180+（年龄－2）×418，具体能量供给可依患儿年龄、活动量、日常食量及发育等具体情况适当调整。

二、成人糖尿病营养治疗的沟通

（一）成人糖尿病临床特点

根据2013年中国慢性病及其危险因素监测报告，2013年中国18岁及以上居民糖尿病患病率为10.4%。年轻化是我国糖尿病的一大特点，成人糖尿病多为2型糖尿病，起病缓慢，以典型“三多一少”为主要临床特征，即多饮、多尿、多食及体重下降，主要的诱发因素为不良生活方式、家族史及肥胖。其中饮食及运动疗法在2型糖尿病患者防治中起着重要作用。

（二）成人糖尿病患者营养治疗沟通特点

1. 患者因长期用药、病程迁延、转归差等因素影响，常伴有不同程度的负性情绪，而不良情绪又会影响到患者的生活质量和血糖控制效果，有效缓解患者的焦虑、抑郁情绪，减轻负性情绪对患者血糖波动的影响，控制患者病情发展，侧重于增强其继续治疗的信心，强调其接受目前疾病状态，最大程度配合现有的医疗决策。

2. 丰富患者的日常生活，促使患者与病友、家人形成良好的沟通氛围，得到充分的社会支持，提高生活质量。

成人糖尿病患者营养治疗沟通举例：

病例：患者，男性，银行职员，45岁。因口干、多饮、多尿，伴视物模糊3个月余入院。体格检查：身高180 cm，体重90 kg，BMI 27.7 kg/m^2，腰围118 cm，臀围125 cm。入院后查空腹血糖13.5 mmol/L，餐后2小时血糖23.5 mmol/L，糖化血红蛋白13.6%。予以胰岛素降血糖后病情稳定出院，出院后患者认为自制饮食麻烦，运动费力，血糖波动较大，从而产生自暴自弃心理。

分析： 患者诊断考虑2型糖尿病，且体格检查提示超重，已出现糖尿病视网膜病变相关慢性并发症，出院后因工作原因未做到三餐定时定量，应酬较多，有暴饮暴食习惯，不爱运动，每天工作以静坐为主，遂认为治疗效果不佳，承受极大的身体、心理压力，对疾病抱有消极态度。

营养治疗沟通技巧： ①告知患者疾病的总体演变规律，强调定期复诊，对血糖、血压、血脂等相关危险因素进行管理，对糖尿病周围神经病变、糖尿病肾病、糖尿病视网膜病变等相关并发症进行定期评估，及时调整治疗策略，提高治疗的依从性及战胜疾病的信心。②参考表4－5，根据患者理想体重和体力劳动情况计算出每天需要摄入食物的总热量，每天所需要的总热量＝理想体重×每千克体重所需要的热量，注：理想体重（kg）＝身高（cm）－105（在此值±10％以内均属正常范围，低于此值20％为消瘦，超过20％为肥胖）。强调定时定量按时吃饭，逐渐减少甜食摄入，以粗杂粮代替，并且每天保证0.5 kg左右蔬菜摄入，选择优质蛋白质、低脂类食物，慢慢增加运动量，有助于减重、增肌，也有利于心血管健康，调整生物钟改善代谢紊乱。

表4－5 成年糖尿病患者每天能量供给量 ［kJ（kcal）/（kg·d)］

体型	卧床	轻体力	中等体力	重体力
消瘦	84～105（20～25）	146（35）	167（40）	188～209（45～50）
正常	63～84（15～20）	125（30）	146（35）	167（40）
肥胖	63（15）	84～105（20～25）	125（30）	146（35）

注：50岁以上，每增加10岁，热能相应减少10％，女性热能相应减少一些。

三、老年糖尿病营养治疗的沟通

（一）老年糖尿病临床特点

随着我国经济的发展，人口日趋老龄化，老年糖尿病患者人数逐年增加，国际糖尿病联盟2019年糖尿病调查数据显示，我国65岁及以上老年糖尿病患者人数约3550万，居世界首位，占全球老年糖尿病患者人数的1/4。

老年糖尿病患者因其特殊年龄阶段，生理和心理状况会发生一定变化，且随着疾病病程进展，患者不可避免地会出现肾脏、神经、心血管系统等多脏器的慢性并发症，特别是合并抑郁的糖尿病患者，疾病相关并发症的发生风险和严重程度往往还会增加。

血糖控制用药方式、有无糖尿病慢性并发症、半年内低血糖的发生情况、疾病自我效能水平和是否存在低血糖恐惧是影响老年糖尿病患者生存质量的主要因素。医护人员应根据其个体化特征，制订针对性的治疗方案，以最大限度地提高该群体的生存质量。

（二）老年糖尿病患者营养治疗沟通特点

1. 老年患者日常信息获取能力有限，可以利用录像、幻灯、新媒体、食品模型等手段开展糖尿病讲座、宣教和咨询，使患者全面了解糖尿病的相关知识，尤其是糖尿病的饮食治疗。

2. 部分患者不重视饮食治疗，认为自己年纪大，应讲享受不讲长寿；另一部分患者误认为糖尿病什么都不能吃，每天只吃素食，产生悲观、忧虑、恐惧心理等，甚至因为某餐后血糖偏高，导致拒绝进食诱发低血糖事件，低血糖事件与患者心血管事件和全因死亡率的增加、生活质量的降低有关，因此在饮食治疗方面应积极给予指导。

老年糖尿病患者营养治疗沟通举例：

病例：患者，男性，70 岁，身高 163 cm，体重 69 kg。因“发现肌酐升高 3 年，双下肢浮肿 1 个月”入院。1 年前曾于外院住院治疗诊断为：①糖尿病肾病　慢性肾衰竭　CKD3 期　肾性贫血；②2 型糖尿病　视网膜病变Ⅲ～Ⅳ期；③高血压 3 级很高危组；④继发性肺结核。此次入院查空腹血糖 4.8 mmol/L、钙 2.09 mmol/L、磷 1.54 mmol/L↑、尿素 18.30 mmol/L↑、肌酐 473.00 μmol/L↑、糖化血红蛋白 7.56%↑、尿糖（++）↑、尿蛋白（+++）↑。

分析：①老年男性，既往基础疾病较多，受知识面狭窄，常年需要家人照顾起居，常因病情波动导致情绪不稳定。②糖尿病肾病是糖尿病主要并发症，除糖尿病症状外，还有肾功能不全的体征，如蛋白尿、高血压、氮质血症和水钠潴留等，严重者可发生尿毒症。患者目前未透析治疗，应严格按照优质低蛋白糖尿病肾病饮食原则，延缓病情进展。

营养治疗沟通技巧：①该患者诊断的沟通对象应该包括患者本人及其家属，患者家属照料其日常生活起居时的注意事项，为患者家属实时宣教，使患者家属对于患者的相关疾病类型能够更加明确，并加强对患者的身体干预以及身体护理，加强患者家属对突发事件的应对能力。②该患者营养支持治疗原则：充足热量、低蛋白＋复方α酮酸，首先充分与患者及家属解释严格低蛋白膳食的意义，蛋白质供给量需根据尿量、尿蛋白丢失情况及氮质血症严重程度供给，尊重患者的个人习惯以及家庭的经济状况，保证为患者制定切实可行的饮食方案，通过运用食物交换的方法帮助患者培养良好的饮食习惯，从而主动控制饮食：多选用富含必需氨基酸的动物性食品，如蛋、乳、瘦肉等，少选用富含非必需氨基酸的植物性食品，如谷类、豆类。可用麦淀粉制成主食代替米、面等食物。如尿蛋白丢失过多，可在膳食基础上，每天增加鸡蛋 1 个或蛋清 2 个，必要时使用肾用氨基酸予以补充。限制钠盐摄入。③食盐供给量 2 g/d。限制高磷、高钾食物的摄入，制作表格标注各项食物钠、钾、磷含量以便于患者理解及日常制作。

四、妊娠糖尿病营养治疗的沟通

（一）妊娠糖尿病临床特点

妊娠糖尿病（GDM）是指在妊娠期发生或首次发现的不同程度的糖耐量异常，主要是由于孕妇在怀孕阶段，受到胰岛素抵抗或胰岛素分泌受限影响，糖代谢紊乱，导致糖耐量下降。GDM 与围产期母婴并发症密切相关，严重威胁着母婴健康，若未及时进行安全有效干预，如控制孕妇血糖水平与调控代谢等，容易诱发母体发生羊水过多、胎儿窘迫、高血压及难产等一系列并发症，导致新生儿出现呼吸窘迫、低血糖及巨大儿等不良现象，同时也增加了产后将来罹患 2 型糖尿病的风险。

因此采用科学合理且有效的干预方案对于母婴预后尤为重要。有研究证实在妊娠期加强营养干预、运动指导等，能够控制血糖指标，降低并发症发生率，其中医学营养治疗是维持妊娠期血糖正常、控制体重增长、保证胎儿生长发育、减少母体并发症、改善妊娠结局的重要措施，是 GDM 患者管理的重要部分。理想的饮食控制原则是根据孕妇的饮食习惯以及血糖控制的情况确定能量和碳水化合物摄入量的分布，在提供患者妊娠期间热能和营养的需要的基础上，又能避免餐后出现高血糖或饥饿引起的酮症低血糖，保证胎儿正常生长发育。

（二）妊娠糖尿病患者营养治疗沟通特点

1. GDM 患者作为一个特殊群体，由于同时肩负着妊娠和控制血糖的双重任务，承受着极大的心理负担和压力，容易诱发焦虑及抑郁等负面情绪，常会引发一系列的社会及心理问题。

2. 良好的社会支持，医护人员在与孕妇沟通病情时给予一定的精神鼓励，可有利于患者尽快适应疾病和摆正学习疾病知识的态度，提高患者遵医依从性，丰富患者的日常生活，促使患者与病友、家人形成良好的沟通氛围，得到充分的社会支持，提高生活质量。

妊娠糖尿病患者营养治疗沟通举例：

病例：患者，女性，35 岁。以“停经 4 个月余，发现血糖增高 10 天”为主诉入院。患者身高 165 cm，孕前体重 70 kg，BMI 25.71 kg/ m^2，家族中无糖尿病病史。辅助检查尿糖（+++）。糖化血红蛋白 8.5%。该患者平素月经规律，量中等，无血块，无痛经。停经 40 余天自测尿 HCG 阳性，停经 3 个月余行 B 超检查诊断为宫内妊娠单活胎。妊娠 4 个月行糖耐量试验示空腹、1 小时、2 小时血糖分别为 6.1 mmol/L、10.6 mmol/L、9.0 mmol/L。妊娠期体重增加 8 kg，精神、食欲可，喜爱甜食，体力活动无明显变化。

分析：①患者高龄产妇，既往无糖尿病病史，妊娠 4 个月行 OGTT 试验，诊断考虑妊娠糖尿病，且患者孕前体重超重，目前妊娠 26 周，妊娠期体重增长速度过快，妊娠期超重或肥胖与不良妊娠结局密切相关，在妊娠期时积极合理控制体质量增长，减少对自身及胎儿的不利影响；②注意尿酮体检测，提示是否存在饥饿、糖代谢障碍甚至酮症酸中毒等。其他营养相关指标还包括血脂、血红蛋白、白蛋白、叶酸、维生素 B_{12}、血清铁、维生素 D 及其他微量营养素等。

营养治疗沟通技巧：①根据患者的孕前 BMI 及饮食习惯评估孕前营养状况，并结合实验室检查评估当前营养状况、饮食状况以及有无贫血、低蛋白血症、微量元素缺乏等疾病，以便制定个体化食谱。②评估前信息采集可采用问卷调查形式，调查项目包括年龄、身高、孕前体重、妊娠期体重增长（gestational weight gain，GWG）、胎数、孕周、糖尿病家族史等，还包括 24 小时饮食调查（就诊前 1 天）、饮食习惯（进食时间、就餐地点）、胃肠道疾病史、过敏史、经济情况及宗教信仰等。③前 4 个月营养素供给量与正常妇女相似，后 5 个月每天增加能量 1.26 MJ（300 kcal）：主食 350～400 g/d，蛋白质按 1.5～

2.0 g/kg或75～100 g，脂肪50 g，适量维生素及铁、钙。定期营养科门诊随诊，整个妊娠期要维持孕产妇合理的体重增长（表4-6）。④经饮食控制后，若血糖值仍高于8.40 mmol/L时，需加用胰岛素，此时医务人员及家属应给予充分精神鼓励，打消胰岛素降血糖方案的疑虑，药物配合饮食、运动治疗协同控制好妊娠期血糖。

表4-6　孕产妇体重增长规划

孕前女性体质指数分类	孕期体重总增长/kg
低体重（BMI＜18.5kg/m^2）	11.0～16.0
正常体重（18.5kg/m^2≤BMI＜24.0kg/m^2）	8.0～14.0
超重（24.0kg/m^2≤BMI＜28.0kg/m^2）	7.0～11.0
肥胖（BMI≥28.0kg/m^2）	5.0～9.0

五、精神障碍糖尿病患者营养治疗的沟通

（一）精神障碍糖尿病患者临床特点

精神病合并糖尿病在临床上是常见的疾病之一，及时干预、采取正确的治疗方法可以大大降低疾病的致残率和病死率。精神病患者出现糖尿病合并症，除了抗精神病药物的副作用外，也与患者日常的生活习惯有关，尤其是长期的不良饮食习惯所导致的糖代谢紊乱和肥胖。另外，精神病患者在认知和行为方面又有特殊性，经常无法准确自我表述症状，因而常因发生急性并发症时才被家属及医务人员发现，延误了病情发展控制。

精神病是在心理、生理以及社会等因素的共同作用下，致使大脑功能紊乱，进而产生错误认知，因此精神病患者对医护人员治疗的依从性存在一定偏差，所以，对精神病伴糖尿病患者来说，对其采用饮食治疗时，结合运用心理护理及干预更为有效。

（二）精神障碍糖尿病患者营养治疗沟通特点

1. 加大宣教力度，使患者及家属充分了解糖尿病的相关知识；加强与患者间的有效沟通，医务人员应运用通俗易懂的语言减少沟通障碍，指导患者养成良好的饮食习惯，督促其严格遵守治疗膳食程序，在患者出院后进行定期随访，以强化对饮食干预的认识，保证干预措施的长期执行。

2. 对患者进行支持性心理治疗，合并糖尿病的精神病患者，往往感到沉重的精神压力，会引起一系列主要表现为焦虑、忧郁等心理反应，他们对疾病缺乏信心或抱无所谓态度，以至不能有效地应对疾病发生发展。

精神障碍糖尿病患者营养治疗沟通举例：

病例：患者，男性，30岁。因“口干、多饮、多尿伴体重下降1个月余”入院。入院后查随机血糖18.9 mmol/L，糖化血红蛋白12.9 mmol/L，β羟丁酸4.48 mmol/L，乳酸3.18 mmol/L。既往曾有抑郁症病史，一直规律服用草酸艾司西酞普兰治疗。家族中无早发糖尿病家族史，患者父母均务农，经济收入不稳定，对于儿子确诊糖尿病事实不愿接受，心理压力大。

分析：①患者家庭经济条件差，自己无固定收入，负担重，医学营养治疗——饮食疗法不仅是控制血糖的基础方法，也是有效、低成本和安全的策略。②饮食控制疗法具有需长期坚持执行的特点，在治疗过程中，患者及家属可能会因制作过程麻烦，偶尔血糖波动产生放弃的想法，应对患者采取定期随访，了解其顾虑，给予信心和动力。

营养治疗沟通技巧：①首先使患者了解饮食治疗的重要意义，自觉遵守饮食规定，营养师以患者的体重、身高等作为判断热能需要量的依据，把患者一日三餐的进食量计算好，三种营养素的配比之中：碳水化合物占据总体热量的50%～60%，蛋白质占总热量的15%～20%，脂肪占其中的20%～25%。还可以运用食物交换方法以及计算方法对每天食物用量、以及食谱内容进行明确。②对食物选择而言，应以高膳食纤维食物以及低血糖生成指数为主。合理控制饮食时间，并应以少食多餐的饮食方式为主，每天可进食5～6餐。③精神障碍患者存在意志行为减退. 运动量减少及饮食不合理，在上述基础上，对精神病伴糖尿病患者进行心理护理，对其进行有效的心理疏导，并且为其播放轻音乐，从而缓解患者的情绪，确保患者精神状态的稳定，鼓励其家属共同参与配合饮食治疗调节患者血糖。

六、急诊糖尿病患者营养治疗的沟通

（一）急诊糖尿病患者临床特点

糖尿病常见急性并发症包括糖尿病酮症酸中毒、高渗性昏迷、乳酸酸中毒和低血糖昏迷，其起病急，进展快，患者常表现为不同程度的意识障碍，临床表现有时呈不典型性，易被误诊，如得不到及时的救治，因延误诊断和缺乏合理处理而造成死亡的情况仍较常见。

（二）急诊糖尿病患者营养治疗沟通特点

1. 急诊糖尿病患者大部分前来就诊时一般情况较差，问答较不配合，甚至部分患者已经昏迷，此时主要通过询问家属，了解其基础疾病、日常生活方式及饮食习惯。

2. 家属们的社会背景、经济地位、教育经历各有不同，对疾病的了解程度不同。家属们均担心患者的病情严重程度，此时因耐心向家属解释患者入院可能存在的诊断，让家属对大体情况有一定的了解，从而给予医生信任，配合医护人员抢救患者。

急诊糖尿病患者营养治疗沟通举例：

病例：患者，男性，60 岁。确诊 2 型糖尿病 3 年，近 2 周自行停用胰岛素降血糖治疗，平素饮食未控制，未规律监测血糖。今天中午因大量饮酒后恶心、呕吐，随之突发昏迷入急诊科抢救。实验室检查血糖 30.2 mmmol/L，尿糖(++++)、β羟丁酸 6.32 mmol/L，血气分析 pH<7.2。

分析：①及早监测营养指标、及时行营养评估，制订个体化营养治疗计划；②糖尿病患者在应激状态下更易发生高血糖及营养不良等代谢紊乱并发症，且二者相互影响，加重患者炎症反应及感染发生率，甚至发生多器官功能障碍综合征，影响预后。因此在患者昏迷期间所致不能正常进食情况下，在排除相关胃肠道禁忌征后，应以肠内营养为主（糖尿病适用型配方的肠内营养制剂），对避免发生餐后高血糖、改善血脂状态以及减少心脑血管病变具有积极意义。

营养治疗沟通技巧：①充分告知家属糖尿病酮症酸中毒的常见诱因，获得家属信任。强调营养治疗在急诊患者中的重要性，并让患者家属了解住院期间营养治疗方案并不是一成不变，医护人员会根据患者病情变化，随时调整营养支持治疗方案，在患者无法自主进食情况下，依据血糖水平及时调整肠内营养制剂用法、用量、调整降血糖治疗方案，以减少高血糖症的发生；当患者意识恢复后，根据患者的体重、血脂、饮食习惯等制定针对性热量比例以及营养级的三餐食谱，保证定时定量，并控制钠摄入量。②加强出院前疾病知识宣教和并发症防治指导，由于糖尿病属于终身疾病，尚不能根治，若患者血糖控制差，日常饮食不注意，会导致各类糖尿病急性及慢性并发症，造成一定精神、家庭经济压力，嘱咐患者不可随意停药或增减药量，缓解不良情绪，正确处理疾病所导致的生活压力。

第五章 糖尿病运动治疗沟通

运动治疗与饮食治疗、血糖监测、药物治疗、健康教育一起构成糖尿病治疗的“五驾马车”，运动治疗是糖尿病综合治疗中不可缺少的部分。糖尿病的治疗目标是实现和保持最佳的血糖、血脂和血压水平，并加以预防或延缓糖尿病慢性并发症的发展。坚持运动治疗，有助于实现和维持治疗目标和提高生活质量。在系统地制订个体化治疗方案时，合理运用沟通技巧，说明运动治疗的意义与要求，对于控制病情、改善心理状态、降低并发症发生率等方面具有重要意义。

第一节 糖尿病运动治疗概述

一、糖尿病运动治疗的含义

（一）糖尿病运动治疗概念

运动治疗是根据个人身体健康状况，以处方形式规定运动方式、时间、强度、频率及注意事项，指导患者有计划、有目的地进行科学的锻炼活动，达到改善躯体、生理、心理和精神功能障碍为目标的一种物理学治疗方法，主要包括有氧运动、抗阻运动和有氧联合抗阻运动三大类。

有氧运动又叫“心肺运动”，主要依靠有氧能量代谢方式增强心肺耐力，通常有快步走、跑步、游泳、骑车等方式。

抗阻运动又叫“力量训练”，利用阻力促进肌肉收缩，增强爆发力结合肌肉容积，通常有俯卧撑、仰卧起坐、举哑铃、举重等方式。

（二）糖尿病患者常用的有氧运动

1．步行　走平路速度在每分钟 80～100 m 比较适宜，每天走 3000 m，如果体力不能耐受或时间不允许，可以走 10 分钟，休息 5 分钟再走，或者稍放慢速度，不急于求成，循序渐进。

2. 慢跑　有运动基础者，可以参加慢跑锻炼。慢跑速度为每分钟 100 m 比较合适。运动时间要在 30 min 以上，可以跑步和走路交替进行。

3. 骑自行车　可以应用功率自行车在室内锻炼，运动强度以450～700 m/min为宜，也可以结合上下班进行骑自行车锻炼。一般速度的骑车，运动强度太低，特别是交通拥挤，而快速行车又不安全，也容易精神紧张，所以最好在晨间或运动场内进行，速度以每小时 8.5～15 km/h 为宜。

（二）糖尿病运动治疗推荐方法

1. 患有 1 型或 2 型糖尿病的儿童和青少年，应进行 60 分钟以上的中等或剧烈强度有氧活动，包括剧烈的、肌肉强化的和骨强化的活动，每周至少 3 天。

2. 大多数成年糖尿病患者，每周至少应进行 3 天的中度至剧烈强度活动，总运动时间 150 分钟或以上。

3. 老年糖尿病患者，应进行灵活性训练和平衡训练，每周 2～3 次。

二、糖尿病运动治疗的益处

（一）改善患者身心状态

糖尿病是需长期治疗的慢性疾病，由于病程长，随着病情的进展，患者往往会有多种心理障碍，如自信心降低、抑郁、焦虑等，从而影响患者规律服药、控制饮食，不利于患者血糖的控制。运动治疗具有明显的多样性及趣味性，能一定程度减少患者的焦虑，提高自信心，有利于疾病的控制。

（二）调节糖脂及相关炎症因子代谢

无论是有氧运动、抗阻运动，还是两者的结合，均可有效地调节 2 型糖尿病患者的糖脂代谢，有利于控制糖尿病的进展。2 型糖尿病患者定期运动后，糖代谢、脂肪代谢、血压和体重指数（BMI）能够得到明显改善。运动还可发挥抗炎作用，降低血液 HbA1c 浓度、氧化应激和高血糖，改善 2 型糖尿病患者的胰岛素作用和脂质结构。

（三）改善胰岛素敏感性

抗阻运动可显著增加骨骼肌的力量，增加肌肉体积，从而增加胰岛素受体并改善胰岛素敏感性。通过不同形式的运动能有效减少造成胰岛素抵抗的危险因素，提高胰岛素敏感性。

（四）降低相关并发症的发生率

在进行有效的糖尿病运动治疗患者中，糖尿病肾病、视网膜病变、周围神经病变、周围血管疾病和糖尿病足等相关慢性并发症发生率下降。有研究指出，反复的耐力运动不仅有利于左心室重构、心脏功能的改善，而且能够增强对心脏再灌注损伤的耐受，从而延缓心肌疾病进展、降低心血管疾病的风险。因此，经常锻炼在预防和治疗 2 型糖尿病并发症中起着重要作用。

三、糖尿病运动治疗的特点

（一）治疗方案个体化

一般认为经常参加体育活动和锻炼有益健康，而具体的运动时间、方式和程度则决定对健康的影响程度。糖尿病不同患者、不同病程的运动时机、运动方式、运动强度、运动时间、运动频度各不相同，注意事项各不相同，因此，糖尿病患者的运动治疗方案强调个体化，要求医务人员因人而异制订运动治疗方案，因人而异进行运动治疗方案的沟通。

（二）短期疗效难以显现

由于运动治疗是通过改善血脂状况来治疗糖尿病的一种方法，因此在短期治疗中难以观察到显著的治疗效果，容易导致患者对此治疗方法失去信心及耐心。因此，要求医护人员耐心解释糖尿病的运动治疗机制，安抚患者情绪，增强患者坚持运动治疗的信心和动力。

（三）长期疗效贵在坚持

运动治疗效果的取得需要患者长期坚持，需要医护人员跟踪随访指导。有文献报道，能坚持规律运动的糖尿病患者不足 5％，糖尿病患者运动治疗结束 2 年后，体重、血糖、血脂均出现反弹。长期的随访由于主观或客观因素而往往难以实现。因此，要求医护人员在开始对患者进行运动治疗时，应嘱咐患者长期坚持运动治疗，并监测血糖等指标变化；应将可能的预后向患者交代清楚；应坚持跟踪随访，及时提出专业指导。

第二节　糖尿病运动治疗方案及效果的沟通

一、糖尿病运动治疗方案的沟通

制订糖尿病患者运动治疗方案应注意沟通运动治疗的适应证与禁忌证、时机、方式、强度、时间和频度等内容。

（一）运动治疗的适应证与禁忌证

糖尿病患者多数有心血管系统、神经系统、骨关节系统、泌尿系统等多种合并症，在对患者个体资料评估不全面而进行运动治疗时，容易出现低血糖、骨折、急性心血管事件和感染等情况。因此，施行糖尿病运动治疗需要掌握患者绝对适应证、相对适应证和禁忌证。以 2 型糖尿病患者为例，说明运动治疗的适应证与禁忌证。

1. 绝对适应证　糖耐量减低者；无禁忌证的 2 型糖尿病患者。

2. 相对适应证　微量蛋白尿；无眼底出血的单纯视网膜病变；无明显自主神经障碍的糖尿病外周神经病变；餐后血糖＞16.7 mmol/L，且不存在酮体者；血压＜180/110 mmHg 的轻、中度高血压者。

3. 禁忌证　糖尿病酮症酸中毒；空腹血糖＞16.7 mmol/L；血糖＜4.0 mmol/L；有明显低血糖症状患者；严重眼底病变，如增殖性视网膜病变；急性心脑血管疾病，如不稳定性心绞痛、严重心律失常、一过性脑缺血发作，新进发生的血栓；严重心功能不全；重度高血压患者；急性感染患者（如足部急性溃疡等）；糖尿病肾病（Cr＞1.768 mmol/L）。糖尿病患者存在禁忌证时，应在改善病情后进行糖尿病运动治疗。

（二）运动治疗的时机

2 型糖尿病患者多选择在餐后 60～90 分钟开始运动，在达到血糖峰值时间前 30 分钟运动，可以显著降低 2 型糖尿病患者餐后峰值血糖。为了防止低血糖现象的发生，应尽量避免血糖水平较低时运动，如空腹运动、使用降血糖药物 60～90 分钟后运动或者夜间运动等。由于运动时机、运动强度配合不当，糖尿病患者有时候会出现低血糖现象。在白天发生低血糖时，患者多有神经系统的症状，会及时与医护人员进行沟通，可以及时补充含有葡萄糖的水分；在夜间发生的低血糖，患者自身察觉不到，有时候会出现早晨反应性高血糖（黎明现象）。因此需要对患者血糖进行周期性监测与评估，以便及时调整运动治疗方案，同时调整药物治疗方案。

（三）运动治疗的方式

控制糖尿患者的血糖、改善胰岛素抵抗、控制并发症的发生可以选取不同类型的运动方式。有氧运动指的是在氧气供应充足的条件下，大肌肉群的重复和连续运动，如散步、广场舞、太极拳、慢跑和羽毛球等。抗阻训练是指人体骨骼肌在克服外来阻力的情况下完成的主动运动，阻力可由他人、自身的重量或器械产生，如仰卧起坐、引体向上或者哑铃等。柔韧性训练可以改善关节的活动范围，在一段训练开始时前，需要对关节肌肉进行拉伸，以防肌肉扭伤。平衡性训练有益于步态和防止跌倒。此外，增加日常体力活动（如日常家务活动、遛狗或养花）会增加日常能量消耗，这种日常活动减少了久坐行为的时间，有利于控制体重指数。

（四）运动治疗的强度

运动强度是指单位时间内的运动量，可以通过最大心率来间接反应运动强度，最大心率=220－年龄。对于低强度运动，运动强度需要控制在最大心率的60%；中等强度运动，运动强度需要控制在最大心率的60%～75%；高强度运动是指大于75%最大心率。也可以根据最大摄氧量估算运动强度，对于有氧运动来说，合理的强度应该是其最大摄氧量的40%～70%。身体状况欠佳的患者应从最大摄氧量的40%～50%开始。抗阻训练可以从50%的最大重复次数（repetition maximum，RM）开始，然后逐渐增加至75%～80%。最大重复次数是指任意一组关节肌肉群在一定负荷下能完成的最大次数。值得注意的是，在糖尿病患者运动强度过大时，会引起机体的应激反应，抗胰岛素作用的激素如儿茶酚胺等分泌增多，从而引起血糖水平反应性升高，此时应该及时记录不良事件，以便协调胰岛素用量、运动时机等。

（五）运动治疗的时间

运动时间由三个部分组成：准备活动、正式运动和整理活动。准备活动可以低运动强度的慢走、柔韧性训练、平衡性训练为主。准备活动时间通常为5～15分钟。正式运动时间通常为30～60分钟，需要根据具体运动处方实施，如太极拳、跳舞、广场舞、游泳等。在突然停止运动时，有时候会出现心血管系统、呼吸系统、自主神经系统的症状，因此，运动结束后应进行整理放松活动，如自我按摩运动的肌肉等，时间一般为5分钟。

（六）运动治疗的频率

运动频率需要配合运动强度、运动持续时间和患者的身体状况制定。如果运动强度较大且持续时间>30分钟，推荐每周3～7次。抗阻训练推荐每周2～3次，每次相隔1～2天。经过3～6个月训练周期，患者会适应同样的运动强度，需要为每个患者制订个体化、周期性的训练计划。

二、糖尿病运动治疗效果的沟通

（一）糖尿病运动效能评估

糖尿病运动效能评估包括9个方面：

1. 代谢指标评估，如血糖、血清胰岛素、C肽、血脂、血液黏度等。

2. 身体素质评估，如血压、肺活量、心率、血氧饱和度等。

3. 身体形态学指标评估，如体重指数（BMI）。

4. 运动能力评估，如运动试验、耗氧量测定、肌肉力量测试、肌肉柔韧性及身体的平衡能力、反应能力和协调能力测试。

5. 日常生活质量评估，如生活自理能力、食欲、工作效率、运动习惯等。

6. 糖尿病并发症的评估。

7. 心理状态评估。

8. 运动疗法记录。

9. 不良事件记录。

（二）糖尿病运动治疗可能带来的问题

1. 血压波动，表现为运动中血压升高，运动后有发生体位性低血压的可能。

2. 血糖波动，如低血糖症，尤其容易发生在运动量过大又没有及时加餐的时候，有时还可能发生应激性血糖增高。

3. 心肌缺血加重，甚至发生心律失常，心肌梗死或者心力衰竭。

4. 微血管并发症的加重，如尿蛋白增多，视网膜出血等情况可能发生。

5. 运动器官病变加重，如退行性关节病以及下肢溃疡的发生或加重等。

对于运动可能带来的这些问题，需要医护人员指导患者掌握好运动的适应证，加强运动过程的监护，可以不同程度避免。

（三）糖尿病运动治疗的注意事项

1. 注意血糖控制，过量的运动可能引起血糖的进一步升高，甚至引起糖尿病酮症酸中毒。

2. 注意较重的糖尿病大血管并发症，要严格选择好运动方式，并掌握好运动量，以避免血压升高以及脑血管意外、心肌梗死及下肢坏死的发生。

3. 注意较重的糖尿病眼底病变，患者视网膜微血管异常，通透性增加，过量运动可增加眼底病变，甚至引起眼底较大血管的破裂出血，影响患者的视力，所以不宜从事运动量较大的运动锻炼。

4. 注意较严重的糖尿病肾病，过量的运动会使肾脏的血流量增多，增加尿蛋白的排出量，加快糖尿病肾病的进展，此类患者也不宜做较剧烈的运动锻炼。

5. 其他应注意的情况，包括各种感染，心或脑血管疾病尚未稳定之时，糖尿病酮症酸中毒或糖尿病非酮症高渗性昏迷的恢复期。除了存在急症情况外，糖尿病患者没有完全卧床休息的必要，而应该坚持一定量的运动，即使是局部锻炼也有效，关键在于选择适宜的运动方式和运动量。

第三节　特殊人群糖尿病患者运动治疗沟通

一、儿童糖尿病患者运动治疗的沟通

近年来，全世界儿童和青少年的糖尿病急剧增加。流行病学研究的结果表明，儿童和青少年中糖尿病的发病率范围为（1～51）/1000。且发病年龄以5～7岁和10～13岁两组年龄多见。

儿童糖尿病发生机制主要与胰岛素抵抗及β细胞功能减退有关，与成人2型糖尿病相比，儿童的胰岛β细胞功能衰减的速度更快，更早出现糖尿病并发症，且许多患儿起病时即合并其他代谢异常，如血脂异常、高血压、尿白蛋白等。运动疗法在糖尿病患者的综合管理中占重要地位。规律运动有助于控制血糖，减少体重及并发症的发生，提升患者生活质量。

（一）儿童糖尿病患者运动治疗沟通特点

1. 儿童年龄小、认知性较差，无法准确表达自身生理和心理需求，病情常由家长陈述。

2. 儿童面对陌生的医疗环境和医护人员时常会出现紧张、不安、恐惧等负面情绪，沟通存在难度。

3. 不同年龄、性别、知识水平的家属对疾病的了解及治疗的需求不同，沟通各有不同。

（二）儿童糖尿病患者运动治疗沟通要点

1. 由于儿童年纪小，对糖尿病及治疗方式缺乏认知，使得儿童在糖尿病运动治疗过程中配合度差。这就要求患者家属和医生更加细致、耐心地帮助和指导儿童进行有效的运动治疗。非语言性沟通可有效缓解患儿在诊疗过程的紧张情绪，提升治疗配合度，提高诊疗效果，比如通过适当的微笑，与患者表情互动。

2. 儿童糖尿病患者，应以家属沟通为主。儿童糖尿病患者发生并发症的风险很高，在诊疗过程中我们应详细告知家属病情，对患者及家属进行积极健康教育，不同的类型糖尿病，运动治疗的目的不同。儿童糖尿病患者参加运动的主要目标是促进心血管健康和体能，预防远期心血管并发症。2 型糖尿病患者进行运动的主要目的是控制体重和改善血糖清除速率，提高患者生活质量。

3. 儿童糖尿病患者的运动治疗应结合患儿自身兴趣爱好。

4. 儿童糖尿病患者常伴有一定程度的心理问题。负面情绪与血糖控制水平、生活质量减低以及较差的治疗依从性有一定关系。医生及家属在沟通过程中也要注意到患儿心理及情绪上的变化，多给予患者精神上的鼓励，树立战胜疾病的信心和勇气，提高患者治疗及生活质量。

儿童糖尿病患者运动治疗沟通举例 1：

案例：患者，男性，10 岁，1.42 m，55 kg。因多饮、多食、多尿 10 余天入院，BMI 指数约 27.27，入院随机血糖 15.04 mmol/L、尿常规尿糖（+++），酮体（+）；糖化血红蛋白 8.7%。患者父亲 38 岁，研究生文化，房产销售；母亲，36 岁，大学文化，教师。家族中无糖尿病病史。家属寻找医生想要得到快速有效的治疗。医生对家属及患者说现在儿童糖尿病很多，大部分都是吃得太好了，而且平时缺乏运动，儿童患者不适合吃药物控制血糖，一般以控制饮食和运动治疗控制血糖，饮食要清淡、少油、少盐，每周运动不小于150分钟。

分析：①患儿为学龄期儿童，无家族病史，诊断符合2型糖尿病诊断合并肥胖症。学龄期儿童，有一定认知能力，能表达一定的想法及需求。②患者父母文化程度较高，学习及接受能力较强，经济条件稳定，遵医嘱率高。③医生的交流语言较为直接，没有站在患方的角度思考问题，患儿处于生长发育的重要阶段，饮食方面不是简单的少油、少盐即可，需要具体了解，详细定制，没有给予患方心理及情绪上的关怀，且运动治疗方案交待简单，缺乏具体落实及监控。

运动治疗沟通技巧：①儿童患者应该以家属沟通为主，与家属沟通要保持共情的心理，站在患方的角度，结合患者的家庭情况，与患儿多交流，了解患儿的饮食及运动喜好、糖尿病的相关因素，结合医学原则与患方立场指定双方都接受的治疗方案。②医护人员及家属与患儿沟通时，不仅要注意语言沟通的原则，如语音、语调、停顿；也要适当进行非语言性沟通，微笑的面部表情，举例时的肢体动作，与患儿有效、和谐的沟通，有助于提高患者的依从性。

儿童糖尿病患者运动治疗沟通举例2：

案例：患者，女性，12岁。主诉劳累后食欲不振10天，意识不清1小时到急诊就诊，入院血糖18.06 mmol/L，尿酮体（+++），血气分析提示酸中毒；既往1型糖尿病史3年，有家族糖尿病史，近半个月未检测血糖。患儿父亲，35岁，母亲36岁，经商，初中文化。经过一段时间治疗，患儿情况好转，准备出院，询问医生出院后护理。医生对患儿及家属进行糖尿病健康教育，交代患者及家属要控制患儿饮食，少食多餐，定时定量，家属要记录患儿饮食情况，主食要低脂、低糖。与患儿交流，发现患儿喜欢打羽毛球，推荐患者每天进行半小时的羽毛球运动，但是运动之前1小时需要测量血糖水平，运动时要随身携带能快速补充葡萄糖的食物，感觉任何不适要及时就医。给患者精神上的鼓励，举一些糖尿病患者也可以过上高质量的生活的例子。

分析：①患者为学龄期儿童，有家族病史，诊断为1型糖尿病。②家属文化程度较低，但是有家族病史，有一定糖尿病护理经验。③医生积极对患方进行健康教育，有利于提高患方了解糖尿病治疗及预防并发症的重要性；详细了解患儿具体生活行为，医生能结合患方的需求，有的放矢，双方都参与制订治疗方案，患者对治疗方案接受度高，依从性也高。给予患者精神支持，增加患儿对医生及治疗的信心，提高患儿治疗积极性。

运动治疗沟通技巧：①儿童患者在确诊病情后，医生可了解患儿的兴趣爱好，依据兴趣爱好制订个性化的运动方案，这样可提高患儿的依从性。②糖尿病的运动疗法的重要性更需要与患儿家属进行沟通并告知，一起制订有效的甚至个性化的运动疗法方案，这样从医生、患儿家属、患儿自己三方面同时努力，从而提高运动疗法的效能。

二、成年糖尿病患者运动治疗的沟通

成人糖尿病多起病缓慢，以多尿、多饮、多餐、体重下降，典型“三多一少”为主要临床特征。主要的诱发因素为肥胖、家族史及久坐的生活方式。研究发现男性、城市地区、糖尿病家族史、肥胖、血压和血脂水平均与糖尿病或糖尿病前期患病风险显著正相关。而经济发达情况、受教育程度和高密度脂蛋白则与糖尿病或糖尿病前期患病风险显著负相关。饮食及运动疗法在2型糖尿病的预防和治疗中起着重要作用。规律饮食及运动不仅有助于控制血糖，而且可以有效控制血脂、血压，减少心血管并发症的发生，减轻体重，提高患者生活质量。

（一）成人糖尿病患者运动治疗沟通特点

1. 患者缺乏对糖尿病的认识，不了解运动治疗对自身病情的作用。

2. 经过与医生沟通拟定治疗方案后，患者无法保质保量完成运动治疗诸多程序。

3. 运动治疗过程中未及时检测血糖等指标。

4. 运动治疗一段时间后未能定期随诊、调整运动治疗方案。

（二）成人糖尿病患者运动治疗沟通技巧

1. 健康教育对糖尿病的控制、并发症的预防、生活质量提高具有重要作用。医护人员可以通过幻灯片、短视频的形式，从患者的角度出发，向患者解释糖尿病的病因、预后相关信息及运动治疗的重要性；减少医学专业术语的使用，确保患者能准确理解医方表达的意思；给出患者提问的机会，核实患者对疾病及治疗的理解，提高患者治疗的积极性。

2. 对于心理承受能力不佳的患者，医护人员要注意语言的使用，要给患者亲切、安慰的感受，尊重患者；医护人员可以安排一下血糖控制良好、生活质量较高的病友交流心得体会。让患者拥有治疗的信心。

3. 家庭与社会支持对于糖尿病患者的病情控制有积极的影响。医护人员不仅要与患者良好沟通，也要与患者家属进行沟通，让家属也参与治疗的过程。患者与家属沟通，获得家属的配合与支持，监督患者的饮食与运动方案的执行情况，给予患者战胜疾病的信心，有利于提高患者的依从性。

成人糖尿病患者运动治疗沟通举例 1：

案例 1：患者，男性，47 岁，出租车司机，172 cm，77 kg。空腹血糖 12.06 mmol/L，患者无明显诱因出现体重减轻，2 个月消瘦 5 kg，多饮、多尿，平时运动少，喜吃甜食及油炸食品，无家族糖尿病病史。完善相关检查，诊断符合 2 型糖尿病。医生交代患者，现在疾病还处在早期阶段，积极进行饮食及运动干预，可以预防远期并发症。患者认为目前无其他明显不适，认为医生夸大病情，对医生建议不予采纳。

分析：患者诊断符合 2 型糖尿病，且体型肥胖。饮食及运动治疗是 2 型糖尿病的基本控制措施，但患者缺乏对糖尿病及并发症相关认识，轻视医生的意见。

运动治疗沟通技巧：由于患者首次确诊、对糖尿病了解较少。医生可以积极对患者进行健康教育，以通俗易懂的方式，解释相关疾病的病因及及时治疗干预的作用。此处医生需要纠正患者对待疾病的轻视态度，使患者正确认识糖尿病的预防及治疗，进一步提高治疗的依从性。

成人糖尿病患者运动治疗沟通举例 2：

案例 2：患者，女性，51 岁，教师。诊断 2 型糖尿病 3 年，近 3 个月血糖控制不佳，空腹血糖 12.2 mmol/L，向医生诉近期生活压力大，饮食无法良好控制，没有多余的时间进行运动，对治疗有放弃的念头。

分析：患者有糖尿病诊断及治疗史，但是由于近期生活压力、情绪低落，无法有效坚持治疗。

运动治疗沟通技巧：①与该患者沟通，医生要及时进行劝导，要站在患者角度，考虑患者情绪，给予支持与鼓励，了解患者的困难，在治疗方案上进行调整。②医生可以安排一些血糖控制好的病友，对患者进行心理疏导，给患者树立坚持治疗的信心。③与患者家属沟通，让家属也参与糖尿病治疗过程中，让家属帮助记录患者的治疗情况，积极与患者沟通，给予患者家庭支持，减轻患者心理压力，提高血糖控制及生活质量。

三、老年糖尿病患者运动治疗的沟通

根据国家统计局2018年公布的数据，2050年我国老年人口比例预计将超过30%，其中将会有20%以上的老年人是糖尿病患者（95%以上是2型糖尿病），45%以上的老年人处于糖尿病前期状态。在我国糖尿病患者的主要死亡原因是心脑血管疾病，其次是恶性肿瘤、肺部感染和肾衰竭等。老年糖尿病患者治疗总体呈现“三低（诊断率低，治疗率低，达标率低）”“两高（并发症高发，相关致残、死亡率高）”状态。糖尿病患者的运动治疗需要兼顾有助于血糖控制和保持良好的人体素质（体质量和灵活性）两方面。老年患者的运动管理更需要个体化，正常体能者、老龄体弱者、肢体残障者、智能障碍者分别选择能进行、容易坚持的全身或肢体运动方式。

（一）老年糖尿病患者运动治疗沟通特点

1. 老年人是多种慢性病的高风险人群，病情复杂、预后差、病情进展快，这也导致老年糖尿病患者症状不典型，易漏诊、误诊。

2. 老年人由于身体功能的下降，常常有智能、体能的缺失，这常常导致老年患者运动治疗依从性不好。

3. 老年糖尿病患者病程长，通常合并多种糖尿病并发症。

4. 老年糖尿病部分患者心理承受能力、经济承受能力、信息获取能力均有限。

（二）老年糖尿病患者运动治疗沟通要点

1. 老年糖尿病患者在运动疗法的进行中应该尤其注意方式和方法的问题，语气过激、口气生硬，容易加大患者与医护人员的距离感，进一步引起医疗纠纷。

2. 结合老年糖尿病患者的特点及制定运动处方的注意事项，要在全面评估患者病情的基础上，与患者及患者家属充分沟通，避免漏诊、误诊。

3. 在了解病情时，应对患者生活自理能力、家庭情况进行了解，必要时应该与家属进一步沟通，避免运动疗法不能实施的情况，改善其依从性。

4. 老年患者有时候不能迅速理解医护人员的意思，需要耐心详细的进一步解释，可以在科室制作宣传口号、宣传册子、宣传视频等，需要医护人员多耐心重复。

5. 老年患者容易有自责、抑郁、孤独感，在观察到老年患者情绪波动大，或者依从性欠佳时，应该积极与患者沟通或者与患者家属充分沟通，避免老年患者心理承受能力差，出现过激行为。

老年糖尿病患者运动治疗沟通举例 1：

案例 1：患者，男性，63 岁。因体检 X 线提示“腰椎骨质疏松，腰椎压缩性骨折”入院，入院查空腹血糖 3.8 mmol/L。糖化血红蛋白 10.5%，BMI 20.9 kg/m^2；有糖尿病病史 5 年，冠心病病史 3 年，现未进行治疗。吸烟史 20 年，饮酒史 10 年。家族中无早发糖尿病家族史。患者小学文化，患者及其妻子务农，经济收入不稳定。医生向患者及其妻子普及糖尿病知识，建议在控制低血糖的症状后，与药物配合进行糖尿病运动疗法，叮嘱其运动场所需要有人陪同，可以从低强度的运动开始，如散步、太极等。在运动前应该注意准备活动。

分析：①患者病情复杂，合并骨质疏松、腰椎压缩性骨折、糖尿病、心血管疾病。经济上不一定能承受高昂的医药费。②老年患者教育程度不同，有时不能理解和接受自己的疾病，容易产生自责、自卑、抑郁等情绪。③在出现不良反应时，患者可能不能接受不良事件发生的原因。④患者现出现低血糖症状。

运动治疗沟通技巧：①患者合并心血管疾病，应充分评估禁忌证与适应证。在制定运动疗法时，应该充分考虑患者个人、家庭因素，患者在不能接受治疗方案的情况下，应该积极与患者沟通，了解患者的想法，及时更改运动方案，提高方案的可行性。②在与患者进行诊断沟通时要明确告知其糖尿病及其并发症，以患者能听懂的方式，与患者充分沟通病情，可以多列举正面例子，提供宣传资料，从而提高患者依从性。③医护人员在观察到患者负面情绪后应及时与患者沟通，避免出现意外。④患者有低血糖症状，应该在控制血糖后进行运动疗法。⑤老年人在运动时，准备活动不充分时，容易发生扭伤等意外，应该与家属充分沟通，建议更换鞋子，选择空旷的场地，在有人陪同的场地进行锻炼，这样也能给患者一种支持感。

老年糖尿病患者运动治疗沟通举例 2：

案例 2：患者，男性，68 岁。主诉头晕、多尿、夜尿 8 年，再发加重 1 个月。无阵发性大汗、无力、心悸等。精神、睡眠欠佳。3 年前于当地医院诊断为“糖尿病”，规律服用“二甲双胍 250 mg，餐后口服，每天 2 次”3 年，2 个月前自行停用“二甲双胍”。入院空腹血糖 9.0 mmol/L，餐后 2 小时血糖＜13.4 mmol/L。焦虑抑郁量表（hospital anxiety and depression scale，HAD），8 分。患者母亲患有糖尿病病史 20 年，已去世。患者无吸烟史、饮酒史。医生建议患者完善尿蛋白、血清胰岛素等检查，充分评估糖尿病并发症，对患者心理状况进行评估，在条件允许时，可以在周期性监测血糖的情况下进行运动疗法。无禁忌证的情况下，可以推荐有氧运动和抗阻运动结合进行降血糖治疗。

分析：①患者糖尿病病程长，病情长期得不到控制，容易产生失望、焦虑、抑郁等心理，应该及时进行评估和分析。②患者有焦虑症状，在控制血糖的同时，应考虑到患者对于糖尿病长期治疗的认识不够深刻，在沟通时应充分了解心理状态，提高患者的依从性。③在与老年糖尿病患者沟通时，应该考虑到老年人心理承受能力比较差，面对疾病带来的不良情绪没有疏导途径。可以考虑进行以社区卫生服务中心为单位，建立糖尿病小组共同沟通。④运动时机上应避免夜间运动、餐后运动，以免摔伤或者低血糖。

运动治疗沟通技巧：①减少患者和医护人员距离感，可以通过一些沟通技巧实现如面带微笑、语调适中、语气温柔。②在运动疗法方面，老年患者记忆力下降，可能对于运动疗法急于求成，医护人员应该指出运动疗法对胰岛素的增敏是一种长期过程，不能一味追求高强度的运动。③老年人常常合并骨关节退行性变，应该告知患者在进行活动小关节准备活动后运动，以免出现骨折等意外。

四、妊娠糖尿病患者运动治疗的沟通

妊娠糖尿病（GDM）是指孕妇在妊娠期首次发生的糖耐受不良的情况。2017 年中华医学会糖尿病学分会发布的指南将妊娠合并高血糖状态分为三类：孕前糖尿病（pre-gestational diabetes mellitus，PGDM）、妊娠期显性糖尿病（overt diabetes mellitus，ODM）和妊娠糖尿病（GDM）。妊娠糖尿病增加了早产、死胎、产妇患2型糖尿病的风险。选择合理的运动疗法能够帮助孕妇改善妊娠血糖代谢状况，一定程度上缓解焦虑情绪，增加糖耐受，控制体重，对妊娠糖尿病有重要的预防作用。

（一）妊娠糖尿病患者运动治疗沟通特点

1. 妊娠糖尿病孕妇发生死胎、难产的风险较高。需要提前与患者沟通，在糖尿病的管理过程中，要充分与患者及患者家属沟通合并症。

2. 孕妇在妊娠过程情绪波动大，有时候情绪控制欠佳，不能接受病情。

3. 妊娠糖尿病患者在制定运动疗法时，应充分考虑妊娠期和胎儿的安全。

（二）妊娠糖尿病患者运动治疗沟通要点

1. 医护人员需要主动表示对患者的关怀，根据患者的担忧、紧张的原因，给予针对性的疏导，鼓励患者向家属述说自己的情绪。

2. 疾病知识宣教　对于因缺乏对疾病了解而产生紧张、担忧情绪者，需通过一对一的方式耐心地向患者讲解妊娠糖尿病的相关知识，患者由于对疾病发病原因、起病方式不了解，容易产生焦虑、紧张等情绪。医护人员应该及时与患者或者患者家属沟通，加强患者对疾病了解；增加患者自信心。

3. 孕妇在活动时应注意自我保护，避免做弯腰、站立以及仰卧位动作，以免摔倒而压迫腹部。在无禁忌证时，可以考虑在患者家属的陪同下进行轻度上肢运动，这样除了改善血糖控制情况，也可以降低抑郁症的发生概率。

4. 运动的强度应该从低强度到高强度，医护人员在观察患者心率或者体征的情况下，如果患者自觉不能坚持，应该及时与患者沟通，调整治疗方案。

妊娠糖尿病患者运动治疗沟通举例1：

案例1：患者，女性，35岁。主诉：停经27周5天。多饮、多尿、多食3年。现病史：平素月经规律，量中等，无血块，无痛经。精神、食欲、睡眠欠佳。家族史：其父亲有糖尿病病史20年。辅助检查尿糖（＋）。糖化血红蛋白7.5％，B超提示宫内妊娠、单胎、活胎。患者大学本科学历，患者经济收入稳定，家庭和谐。医生建议患者进一步完善糖尿病相关检查，对糖尿病起病原因进行沟通分析，了解药物史，如果无禁忌证的情况，告知运动疗法的好处，建议在家属配合下，进行上肢运动。

分析：①患者属于高龄妊娠，可能心理压力较大。②患者糖尿病病史较妊娠史长，患者糖尿病不是由妊娠引起的。③孕妇在运动过程中应避免压迫腹部，避免流产等意外。

运动治疗沟通技巧：①在治疗过程中，医护人员需要积极主动与患者进行沟通交流，了解患者病情，完善血糖等检查时，需要耐心解释原因，避免引起抵触情绪，以免耽误治疗。高龄产妇合并焦虑、抑郁情况较多，应及时与患者沟通，缓解患者情绪。②在随访过程中，需要对患者以及家属的疑问进行耐心解释，减少患者戒备心，增加对医患人员的信心。可以通过列举积极案例，增强患者自信心，使得患者保持一个积极的心态。③医护人员可以通过一些宣传手册对妊娠合并糖尿病患者、患者家属进行宣传，患者依从性提高时，也能更好控制糖尿病患者病情。④患者属于妊娠合并糖尿病，建议进一步明确病因的情况下进行运动疗法，如上肢运动和凯格尔运动。建议专业人员陪护下运动，避免一些压迫腹部的运动。

妊娠糖尿病患者运动治疗沟通举例 2：

案例 2：王某，女性，26 岁。孕 1 产 1 孕 20 周。体检时发现血糖高 2 个月，未使用任何药物进行治疗。现病史：平素月经规律。无高血压、冠心病病史。无家族史，无烟酒嗜好。无遗传病家族史。B 超提示宫内妊娠、单胎、活胎。患者无经济来源，其丈夫外出打工，收入不稳定，家庭关系和睦。患者家庭对患者治疗表示理解和支持。医生向患者及患者家属普及妊娠糖尿病相关知识，解释其起病原因与后果，建议其定期监测血糖，对患者的经济状况表示理解和支持。在无禁忌证的情况，可以在餐后进行间歇性低强度到高强度有氧运动，如散步等。

分析：①在妊娠合并糖尿病患者病史采集过程中应明确孕前疾病，是否有流产史、剖宫产等。②妊娠合并糖尿病为一种容易对孕妇及胎儿造成影响的妊娠期间常见疾病，孕妇在妊娠期比较敏感，容易产生抑郁等情绪。③孕妇在进行运动疗法过程中，运动强度应逐步升高，在运动疗法期间，监测血糖水平和胎儿发育情况是很重要的。

运动治疗沟通技巧：①患者高龄妊娠，应充分评估禁忌证与适应证。②孕妇妊娠期情绪波动较大，在观察患者紧张情绪时，应及时与患者或家属沟通，耐心疏导患者情绪，了解患者的心理状况、精神状况，与患者形成一种相互合作医患关系。③医护人员还应该做好患者家属的宣传教育和指导，在患者进行运动疗法时，需要陪同，以免发生跌倒等意外情况，患者家属的陪伴可以给患者一种安心、温暖的感觉。有利于提高患者的依从性，从而有利于病情的控制。④在实施运动疗法过程中，可以根据自感疲劳量表评估运动强度，也可以建议孕妇通过观察自己的心率评估运动强度，以免出现意外。

五、精神障碍糖尿病患者运动治疗的沟通

精神分裂症患者中糖尿病发病率为15％～18％，精神分裂症患者的2型糖尿病风险比普通人群高2～4倍，无明显性别差异。由于精神障碍表现的影响，精神障碍伴发糖尿病患者的典型症状容易被忽视，不能及时被家属及医务人员发现，往往无法由患者本人表述出来，使得病情延误。如不及时诊断及治疗，容易导致糖尿病酮症酸中毒、高血糖高渗状态等急症发生或引发糖尿病相关并发症。

（一）精神障碍糖尿病患者运动治疗沟通特点

1. 精神障碍患者平常活动空间和视野有限，对于运动治疗的方法缺乏一定的认知和理解能力。

2. 精神障碍患者缺乏自我管理能力，往往不能很好地做好运动前准备工作及灵活地应对运动过程中的突发情况。

3. 精神障碍患者由于药物的影响，生活模式多以睡眠为主，对于运动治疗后的身体疲乏，会使患者产生抵触情绪，不能坚持，或是以暴力运动的方式发泄。

4. 精神障碍患者家属多不愿意让患者本人过多活动，害怕发生低血糖、肌肉韧带拉伤等不良后果。

（二）精神障碍糖尿病患者运动治疗沟通技巧

1. 在运动治疗之前，以趣味性的方式指导患者运动的方法及告知患者运动过程中发生的异常情况应采取的应对措施。

2. 对于患者运动后的抵触情绪，可采取一定的形式鼓励患者，避免患者懈怠运动或暴力运动。

3. 告知患者家属，越来越多的证据表明，抗精神病药物的使用与糖尿病的发展之间存在着直接的联系，对精神分裂症患者采用运动疗法治疗可有效降低

其体重及血糖水平，改善血脂水平。

精神障碍糖尿病患者运动治疗沟通案例分析1：

案例1：患者，女性，17岁。因口干、多饮、多尿15天，头痛、气促2天入院。入院后查随机血糖25.9 mmol/L，糖化血红蛋白10.9 mmol/L，β羟丁酸5.48 mmol/L，乳酸2.18 mmol/L，C肽水平低，血气提示严重酸中毒。过去因高考压力而患抑郁症，一直规律服用氯氮平治疗，疗效不明。患者父母文化程度高，家庭条件较好，但心理压力大，一方面是孩子的学业，另一方面是孩子的病情。无糖尿病家族史。家长带孩子去医院就诊，以寻求快速有效治疗。医生认为患者年纪太小了，且处在备战高考阶段，平常吃得太好了，且平常缺乏运动，并认为该患者情况不适宜采取药物治疗，应采取运动治疗及控制饮食的方法来控制血糖，便嘱咐患者平常多活动，低油低盐饮食。

分析：①患者年轻，长期药物治疗不利于远期身体健康；运动治疗分散患者注意力，减轻高考压力。②患者家庭条件允许，父母文化程度高，可理解运动治疗方法的好处。③医生的沟通较为直接且片面，没有从人文关怀的角度体恤患者及其家属所承受的心理压力，而是一味地归咎于饮食及日常活动方面，且没有提供运动治疗具体的方案。

运动治疗沟通技巧：①该患者进行运动治疗前沟通对象应包括患者本人及其家属，主要以患者为主。进行运动治疗前，应取得患者的同意和信任，尊重患者，并且有意识地探取患者行为背后的原因和目的，而不能简单地认为患者沉浸在自己的世界里胡言乱语。②另一方面是和患者家属的沟通。应充分告知患者家属运动治疗的优势以及需要注意的事项，并取得患者家属的配合，协助医务人员，改善患者病情。③患者现处于压力较大的时期，医生应嘱咐患者，完成学业的同时也要注意身体，并告诉患者学会管理情绪，做情绪的主人，保持良好心态应对病情及考试。另外，医生应该为患者制订个体化的运动治疗方案，而不是简单的平常多活动和低油低盐饮食，并采取一定的监测手段，定期监测血糖，以评估运动疗法于该患者的疗效。

精神障碍糖尿病患者运动治疗沟通案例分析2：

案例2：患者，男性，59岁。因口干、多饮、多尿1个月，加重1周入院。既往有糖尿病史十余年，口服降血糖药治疗，具体治疗不详；有抑郁症史3年，一直服用相应治疗药物，具体不详。患者来自农村，配偶早逝，育有2子1女，经济状况不佳。为寻求有效诊治，遂来就医。医生告知患者患病病程长、年龄较大，容易并发心血管疾病及其他糖尿病并发症，运动治疗可延缓该进程且成本低，患者家属不用过于担心经济问题；此外，患者有精神障碍史，记忆力错乱，无法有效、顺利地进行运动治疗，医生嘱咐家属应多留意患者的举动并陪伴患者，给予患者鼓励，甚至可以轮流陪同患者进行运动疗法，一方面改善病情，一方面增加患者对运动疗法的信任，给予患者安全感；与此同时，医生根据患者的病情及血糖情况为患者量身定做了一套适合患者病情的运动疗法方案。

分析：①患者年龄较大，容易并发心血管疾病，而运动治疗有利于心脏性能的改善，从而使心肌疾病进展缓慢，降低心血管系统疾病的发生率。②患者糖尿病病史较长，易并发或已并发糖尿病相关并发症，而运动治疗可以延缓这一进程。③患者家庭负担重，运动治疗是预防和治疗心血管疾病的有效、低成本和安全的策略。④患者有精神障碍史，运动治疗可分散患者精力。⑤医生从人文关怀的角度设身处地地为患者及家属着想，为患者制订详细的治疗方案，并可以从患者家属层面获知患者进行运动疗法的情况，有利于病情的监测及运动治疗方案的及时调整。

运动治疗沟通技巧：①患者年龄较大，且有精神疾病史，自我管理能力较差，因此在进行沟通的时候应耐心指导患者，确保患者做好运动前准备及熟知运动过程中突发事件的应变方法。②患者家属可能会不信任该方法，在运动治疗开始前，应取得家属的信任及配合，协助患者坚持该疗法。③运动疗法具有长期性，在治疗过程中，家属及患者本人可能会有放弃的想法，应告知患者及家属长期运动治疗的优势，给予信心和动力。

六、肥胖型糖尿病患者运动治疗的沟通

肥胖定义为身体脂肪的过量，以体重指数（BMI）来衡量。当BMI超过30 kg/m^2（我国为28 kg/m^2）时，即认为是肥胖。有数据显示成人2型糖尿病中，肥胖患者约占55%。相对体重正常的人群而言，超胖及肥胖患者发生糖尿病的概率明显增加。糖尿病患者起病往往较隐匿，肥胖可促进糖尿病及其并发症的发生及进展，因此，早期发现及采取合理的手段进行干预是十分重要的。

（一）肥胖型糖尿病患者运动治疗沟通特点

1. 肥胖型糖尿病患者存在胰岛素抵抗，而运动治疗可改善胰岛素敏感性，

从而降低机体血糖值。

2. 肥胖型糖尿病患者可伴发或并发多种基础疾病，如心血管疾病、高血压等，而运动治疗可延缓心肌疾病的进展。

3. 肥胖的主要形式是脂肪沉积，有规律地锻炼可减少内脏脂肪的沉积。

4. 肥胖是导致骨骼肌炎症的因素之一，而运动治疗可有抗感染效果，但初始运动量不能过大，否则膝关节所承受负荷会相应增大，进而加速关节软骨的退行性变化，导致骨关节炎并发症发生。

5. 对于大多数肥胖患者，体力活动应缓慢启动，强度应逐渐增加，以避免肌肉骨骼损伤。

（二）肥胖型糖尿病患者运动治疗沟通技巧

1. 肥胖型糖尿病患者往往日常活动较少，对于运动治疗会有一种抵触情绪，医务工作者应该向患者及家属耐心解释运动治疗对于该类患者的优势，鼓励患者坚持并开展该疗法。

2. 由于该疾病的长期性，肥胖型糖尿病患者及家属对于该疾病也许会有不在乎、无所谓的态度，医务工作者应明确告知患者及家属该疾病的并发症的危险性，使患者及家属重视该疾病。

3. 对于家庭条件一般的患者，应向其及家属解释运动治疗的成本－效益，减少患者及家属经济原因所致的心理压力。

肥胖糖尿病患者运动治疗沟通案例分析1：

案例1：患者，男性，65岁。因口干、乏力1个月入院。既往有肥胖型糖尿病史10年，有肥胖家族史。入院测随机血糖13.9 mmol/L，糖化血红蛋白10.6%，BMI指数为30 kg/m^2。患者家庭条件可，文化程度可，育有一子一女，配偶健在。今为求诊治，遂来医院就诊。医生对患者及家属说患者家族中有肥胖史，且患者糖尿病及肥胖症病史较长，在平常的日常生活中应该有意识地控制饮食（如低盐、低脂等）并采取运动疗法控制病情，因为运动疗法不仅可以延缓糖尿病的进展，还可以减轻体重，并且延缓相关并发症的进程，而且患者配偶健在，可以督促患者的日常运动、运动疗法中的注意事项及相关准备，定时监测血糖来了解运动疗法的疗效等。

分析：①患者文化程度可，可理解运动治疗的机理及优势。②患者有肥胖家族史，且年龄较大，运动疗法可以降低肥胖所致基础疾病的风险。③患者配偶健在，可协同患者坚持运动疗法以及避免运动治疗中的突发情况。④医生与患者的沟通中比较全面，但没有向患者交代运动疗法对于每个人的情况是有区别的，并应为患者制订具体的、适宜的个体化治疗方案。

运动治疗沟通技巧：①在进行运动治疗之前应使患者本人及家属充分了解运动前准备及运动治疗中突发情况的应对方法。②在患者及家属无法继续坚持时，应耐心地告诉患者及家属，运动治疗是循序渐进、持之以恒的日常体育运动来提高患者自身身体质量，以此控制血糖水平的一种方法，并且可以举一些成功的案例鼓励患者继续坚持治疗。③医生与患者及家属沟通时应详细地向其解释运动疗法，并告知患者相应的病情需要相应的治疗方法及手段，并向患者解释原因，以确保运动疗法的科学性。

肥胖糖尿病患者运动治疗沟通案例分析 2：

案例 2：患者，女性，70 岁。因口干、多饮、多尿、乏力 1 个月入院。既往有肥胖史 20 年，未进行药物或其他治疗，平素无控制饮食习惯、无规律运动等生活方式。有糖尿病家族史。入院测随机血糖 14.1 mmol/L，糖化血红蛋白 11.2%，BMI 指数为 32 kg/m^2。患者不识字，家庭条件一般，配偶健在，育有一子一女，儿子体型偏胖，硕士学历，现任高中教师；女儿本科学历，既往体健。今来就诊，医生对患者及家属说根据患者临床症状及随机血糖值可确诊患者患有糖尿病，且患者有肥胖病史，宜采用运动疗法控制病情，因为运动疗法不止改善患者糖尿病病情，且可控制体重，延缓此两种疾病及相关并发症的进展；患者儿子体型偏胖，可以同患者一起进行运动治疗（采取个体化方案），鼓励患者坚持运动疗法并给予患者信心。

分析：①患者年龄较大，应主要与其家属沟通，患者子女均文化程度较高，可理解运动疗法的机制及相关优势；②患者既有肥胖史，也有糖尿病史，运动疗法可同时控制两种疾病的病情，并延缓相关并发症的进程；③患者儿子体型偏胖，可以陪伴患者进行运动疗法（采取个体化方案），有利于调整患者心态和及时修改运动治疗方案；④医生与患者的沟通中从人文关怀的角度分析了患者病情及家庭相关因素，并欲为患者及家属制订个体化治疗方案，但没有向患者及家属交代要低盐低脂膳食、少吃多餐等饮食控制方法。

运动治疗沟通技巧：①患者年龄偏大，思想较为保守，有可能不太信任运动疗法的科学性，可向患者举一些实例，证明运动疗法的科学性及实效性；②患者平日无规律活动，也许无法长期坚持，医生应耐心向患者解释运动治疗是长期治疗才会有效果的疗法，鼓励患者不要懈怠，并给予患者信心；③患者年龄较大，应向患者交代清楚运动前准备及运动中注意事项，当沟通不畅时，可采取适当的动作或表情等帮助患者理解。

第六章　糖尿病药物治疗沟通

糖尿病是一种慢性疾病，目前仍需要终身治疗。在治疗过程中不仅需要严格的饮食控制、规律的运动以及定期的血糖监测，而且需要合理、规范用药。现代糖尿病治疗理念主张全程管理，医护人员要从患者的需求出发，在严格控制血糖的基础上，同时关注患者的低血糖风险、体重控制、心血管及肝肾功能的情况，以及服药的依从性和便利等。进行药物治疗既要求医护人员具有很强的医学专业知识，又要求医护人员注重与患者的沟通。

第一节　糖尿病药物概述

在医疗技术和药物研发快速发展的今天，诸多新型降血糖药物的出现，为糖尿病患者提供了更加有效的治疗方式，同时也为患者带来如低血糖、体重增加以及心血管事件等不良反应。了解糖尿病药物的作用机制及适应证，有助于制订降血糖方案、控制血糖达标，防止或延缓糖尿病并发症的出现，降低伤残率和死亡率。

一、降血糖药物分类

临床上应用的降血糖药物分为八大类，即：①双胍类；②磺脲类；③α-糖苷酶抑制剂；④二肽基肽酶Ⅳ（DPP-4）抑制剂；⑤钠－葡萄糖共转运体－2 抑制剂（SGLT-2i）；⑥噻唑烷二酮类；⑦胰高糖素样肽- 1（GLP-1）类似物/受体激动剂；⑧胰岛素。

二、临床常用降血糖药物的适应证与禁忌证

（一）双胍类降血糖药

双胍类药物通过减少肝糖异生及肝糖输出，促进无氧糖酵解，增加外周组

织对葡萄糖的摄取和利用，抑制或延缓胃肠道对葡萄糖的吸收。

适应证：超重或肥胖的2型糖尿病患者；与其他降血糖药物联用以达到血糖控制目标；严重胰岛素抵抗的2型糖尿病患者。

禁忌证：1型糖尿病；2型糖尿病并严重感染、缺氧、心力衰竭、肝功能不全、肾功能不全；乳酸酸中毒；妊娠糖尿病或糖尿病合并妊娠和哺乳期糖尿病；使用碘造影剂前后48小时；对该药物过敏。

代表性药物：二甲双胍。

（二）磺脲类降血糖药

磺脲类药物的作用机制是刺激胰岛β细胞分泌胰岛素。

适应证：饮食控制及运动不能控制血糖的2型糖尿病患者；2型糖尿病患者不能耐受其他降血糖药物。

禁忌证：1型糖尿病；2型糖尿病并严重感染；糖尿病酮症酸中毒或高血糖高渗状态；肝、肾功能不全；妊娠糖尿病或糖尿病合并妊娠和哺乳期糖尿病；对该药物过敏。

代表性药物：格列齐特、格列吡嗪、格列美脲。

（三）α-糖苷酶抑制药

α-糖苷酶抑制药的作用机制是在小肠黏膜刷状缘竞争性抑制葡萄糖吸收，主要降低餐后血糖。

适应证：以餐后血糖升高为主的2型糖尿病患者。

禁忌证：消化道溃疡、炎症性肠病；2型糖尿病并严重感染、肝功能不全、肾功能不全；糖尿病酮症酸中毒或高血糖高渗状态；妊娠和哺乳期妇女；对该药物过敏。

代表性药物：阿卡波糖、米格列醇。

（三）二肽基肽酶Ⅳ（DPP-4）抑制剂

DPP-4抑制剂通过抑制二肽基肽酶从而减少内源性肠促胰素的失活达到降糖作用。

适应证：成人2型糖尿病患者。

禁忌证：对该药物过敏；1型糖尿病；2型糖尿病严重肝功能不全、肾功能不全；糖尿病酮症酸中毒或高血糖高渗状态；妊娠和哺乳期妇女。

代表性药物：西格列汀、沙格列汀。

（四）钠–葡萄糖共转运体–2 抑制剂（SGLT-2i）

SGLT-2i 减少肾脏对葡萄糖的重吸收，使过量的葡萄糖从尿液排出，直接降低血糖。

适应证：成人 2 型糖尿病患者。

禁忌证：对该药物过敏；1 型糖尿病；2 型糖尿病严重肝功能不全、肾功能不全；糖尿病酮症酸中毒或高血糖高渗状态；妊娠和哺乳期妇女。

代表性药物：达格列净、恩格列净。

（六）噻唑烷二酮类降血糖药

噻唑烷二酮类药物通过激活 PPAR-γ 核转录因子，增强胰岛素在外周组织的敏感性，减轻胰岛素抵抗。

适应证：明显胰岛素抵抗的 2 型糖尿病患者。

禁忌证：1 型糖尿病；2 型糖尿病并严重感染、心力衰竭、肝功能不全、肾功能不全；糖尿病酮症酸中毒或高血糖高渗状态；妊娠糖尿病或糖尿病合并妊娠和哺乳期糖尿病；对该药物过敏。

代表性药物：罗格列酮。

（七）胰高糖素样肽–1（GLP-1）类似物/受体激动剂

GLP-1 类似物/受体激动剂抑制食欲、非血糖依赖性促进胰岛素分泌，抑制胰高血糖素分泌，减缓胃排空。

适应证：成人 2 型糖尿病患者。

禁忌证：对该药物过敏；1 型糖尿病；2 型糖尿病严重肝功能不全、肾功能不全；糖尿病酮症酸中毒或高血糖高渗状态；妊娠和哺乳期妇女；甲状腺髓样癌。

代表性药物：利拉鲁肽、度拉糖肽。

（八）胰岛素

胰岛素通过促进全身组织对葡萄糖的摄取和利用，并抑制糖原的分解和糖原异生，从而起到降低血糖和促进蛋白质和脂质合成的功效。

适应证：1 型糖尿病患者；妊娠和哺乳期妇女；血糖控制不佳的 2 型糖尿病患者；2 型糖尿病并肝功能不全、肾功能不全；糖尿病酮症酸中毒或高血糖高渗状态；围手术期或严重感染。

禁忌证：对胰岛素过敏者。

代表性药物：速效胰岛素有门冬胰岛素、赖脯胰岛素；中效胰岛素有精蛋白锌胰岛素；长效胰岛素有地特胰岛素、甘精胰岛素；预混胰岛素有门冬胰岛素30注射液、精蛋白锌重组赖脯胰岛素混合注射液（25R）。

第二节　糖尿病药物治疗方案沟通

采用合理的药物治疗沟通方案，可减轻药物治疗中的医患沟通压力，提高糖尿病的综合疗效。

一、糖尿病药物治疗方案的沟通步骤

（一）制订前

在糖尿病药物治疗方案制订前，要评价患者的出发点，即患者认为有哪些可行的检查和治疗，要初步评估患者对糖尿病药物的认识及了解程度。

（二）制订中

在糖尿病药物治疗方案制订中要做到：

1. 提供药物治疗的备选方案，如果只有一套合理的备选方案，要向患者解释清楚。

2. 指出医生个人推荐的方案，应该是建设性的，而非指令性的。

3. 弄清患者倾向的治疗方案。

4. 协商一个双方都接受的治疗方案。

5. 明确障碍，即患者在实施上述治疗方案时可能会遇到的困难。

（三）制订后

糖尿病药物治疗方案制定后要做到：

1. 达成协议，医患双方都总结下一步自己应该做的事情。

2. 建立一个安全网，向患者提供出现紧急情况时能获得医疗救助的途径，比如将医生或相关科室的电话告诉患者。

3. 安排随访。

二、糖尿病药物治疗方案的沟通内容

（一）药物选择

糖尿病的药物治疗可能贯穿终身，全面评估患者病情，结合患者的生活方式、血糖特点、合并症以及经济情况选用降血糖药物，从而预防和延缓糖尿病并发症的发生，达到全面获益。应从糖尿病类型、胰岛功能、高血糖程度、血糖波动情况、体重情况、患者年龄、有无肝肾疾病、有无禁忌证、有无相关并发症及合并症 9 个方面与患者进行药物选择的沟通，最大程度获得患者对药物治疗方案的理解与认可。

（二）药物副作用

糖尿病药物是控制血糖最重要的方法。但是它们会出现不同类型和不同程度的副作用，甚至可能会影响药物治疗效果。应向患者阐明降血糖药物最常见的副作用，充分告知可能出现的副作用与应对方法。

促胰岛素分泌类药物是经典的口服降血糖药物，价格便宜，降血糖效果好，但容易导致低血糖发生、体重增加、继发性失效；双胍类药物价格便宜、可以减轻体重、单用不增加低血糖风险、改善胰岛素抵抗、降低心血管危险因素，已经成为 2 型糖尿病治疗的一线用药，但有些患者可出现胃肠道副作用、乳酸酸中毒；噻唑烷二酮类药物单用无低血糖且可以改善血脂，但可导致水钠储留、体重增加、骨质疏松等，在老年患者中尤其合并充血性心力衰竭的患者需慎用；α一糖苷酶抑制剂尤其适合亚洲碳水化合物占比高的人群，可显著降低餐后血糖，单用无低血糖，但存在胃肠道反应，需在进食时同时服用；SGLT2i 抑制剂是近年来新型口服降血糖药物，降血糖效果与二甲双胍相当，单用不增加低血糖的风险，可减少尿蛋白及降低心血管事件的发生，其主要的不良反应是生殖泌尿道感染，多数为轻到中度。

要根据患者的年龄、其所处的病程阶段、身体一般情况、生活方式考虑患者可能出现不同的副作用，对患者进行个体化的询问，提出个体化的药物治疗方案。

（三）联合用药原则

根据糖尿病指南，在没有禁忌证或不耐受的情况下，临床上选择以二甲双胍为基础的口服降血糖药物治疗，再针对不同适用人群选择口服药物二联治疗，如：二甲双胍+促胰岛素分泌剂适用于年轻、HbA1c较高、胰岛功能较好的非肥胖2型糖尿病患者；二甲双胍+α-糖苷酶抑制剂适用于2型糖尿病餐后血糖升高明显且合并超重/肥胖的患者；二甲双胍+DPP-4抑制剂安全性好，适用于多数2型糖尿病患者的起始治疗；二甲双胍+SGLT2i抑制剂适用于2型糖尿病合并心血管疾病的患者。对于二甲双胍存在禁忌证或不耐受的患者，则可选择其他不同作用机制的2种口服降血糖药物；随机血糖>16.9 mmol/L或HbA1c>9%、围手术期、严重感染、肝肾功能不全的2型糖尿病患者、1型糖尿病患者、妊娠及哺乳期妇女、糖尿病酮症酸中毒及高血糖高渗状态的患者，则可以启动胰岛素治疗。

（四）新药的使用

详细告知患者糖尿病新药的优势与缺点，综合评估患者的依从性、经济状况及病情进行新药的使用。目前的糖尿病新药及其优势如下：

1. SGLT-2抑制剂　SGLT-2抑制剂可通过阻断钠-葡萄糖协同转运蛋白-2的表达，不仅帮助患者排糖，还能有效降低心力衰竭、肾衰竭，将成为糖尿病并发症的重要治疗手段。

2. GLP-1和GIP双重受体激动剂　Tirzepatide是一种每周注射一次的GIP和GLP-1受体双重激动剂。研究显示使用15 mg该药，针对基线糖化血红蛋白（HbA1c）7.9%，体重85.9 kg，糖尿病平均病程4.7年，54.2%为新诊断患者的人群，可将HbA1c降低2.07%，减重9.5 kg（11%），半数患者的HbA1c低于5.7%。这是降血糖减重的王牌新药。

3. GLP-1受体激动剂　超过4500例单纯肥胖患者，每周接受一次2.4 mg司美格鲁肽，治疗68周，可以使体重下降15%～18%。最常见的副作用是胃肠道反应，这些反应是短暂的，均为轻到中度。司美格鲁肽减少饥饿感、增加饱腹感，成为减肥新星。减肥的同时可以降血糖，降低心血管事件的发生。

4. 葡萄糖激酶激动剂（GKA）　Dorzagliatin能改善β细胞早相分泌和胰岛素抵抗，有望有效且持续改善T2DM患者的血糖水平。未来，Dorzagliatin与其他降血糖药物联合应用在不同T2DM患者中的研究结果，将拓宽GKA在T2DM治疗领域的应用，为更多患者提供个性化的精准治疗方案。

5. 非TZD胰岛素增敏剂　西格列他钠作为PPAR全激动剂，改善了胰岛素的敏感性，同时在临床上也发现，由于西格列他钠增加了胰岛素的敏感性，使胰岛β细胞的负荷减少，从而保护了胰岛β细胞的功能。在降血糖的同时，西格列他钠还可以有效降低患者的甘油三酯水平，并可能通过吸收血管壁上的胆固醇，将其携带到肝脏中进行代谢，降低导致冠状动脉粥样硬化的胆固醇浓度。适合糖尿病合并高血脂的患者。

6. 口服替注射的口服GLP-1受体激动剂　近期，FDA批准了司美格鲁肽的口服剂型。司美格鲁肽是GLP-1类似物，口服更加符合它由肠道L细胞分泌的生理机制。而且口服司美格鲁肽与注射可达到同等降血糖效果，适用于有针头注射恐惧症的患者。

第三节　特殊人群糖尿病患者药物治疗沟通

面对不同的病患，进行糖尿病药物治疗沟通时，应结合患者的生活环境、教育背景、认知水平、经济状况等个体差异采用不同形式的沟通，这也是在临床实际工作中的重点难点所在。有针对性的药物治疗沟通有助于增加治疗依从性、提高治疗效果。

一、儿童糖尿病患者药物治疗的沟通

儿童糖尿病患者起病急骤，多表现为呕吐、腹痛、神志障碍等中重度酮症酸中毒的症状，绝大部分诊断为1型糖尿病或特殊类型糖尿病，治疗以长期注射胰岛素为主。患儿及家属在患病早期难以理性的接受医生制定的治疗方案，出现急病乱投医、滥用偏方、停用合理治疗方案等情况，导致患儿病情反复、加重，甚至出现生命危险。故在儿童糖尿病整个治疗过程中与患儿及家属进行有效的沟通是非常关键及必要的。

（一）儿童糖尿病患者药物治疗沟通特点及难点

1. 儿童是个特殊的群体，年龄越小，疾病认知能力越低。

2. 部分孩子对病房和医护人员有恐惧感，抗拒与医护人员交流，甚至于医护人员与其接触时会哭闹不止。

3. 患儿家长过度焦虑，会将医生所述病情进行夸大，造成自己及患儿内心对疾病的担忧和恐惧心理。

4. 部分父母对1型糖尿病的认识不足，拒绝胰岛素治疗。

5. 长期的就医过程造成父母疲倦、抑郁和社会隔离，造成父母对患儿照顾不周，甚至产生嫌弃及其愤怒情绪。

（二）儿童糖尿病患者药物治疗沟通技巧

1. 采用以患儿为中心，适合患儿年龄、理解力及家庭文化背景的方式进行。

2. 患儿年龄不同，掌握知识的程度不同，对疾病的认识、理解力也会有差异，同时患儿生活环境以家庭为主，因此，我们在进行沟通时，范围要扩大到整个家庭，而且要个体化。

3. 糖尿病患儿需要在家庭环境中进行熟练的自我管理治疗，因此在沟通中要提供积极的治疗信息使患儿及家长能够树立并增强治疗的信心。

4. 在治疗早期沟通重点在于胰岛素的知识、正常血糖水平、血糖控制目标、胰岛素注射方法、血糖、血酮监测方法。

5. 随后再逐步加强糖尿病教育，包括低血糖及处理方法、胰岛素治疗的相关知识、怎样合理饮食、运动方式的选择等。

6. 鼓励患儿积极参与治疗，让患儿承担起糖尿病治疗管理的责任。

儿童糖尿病患者药物治疗沟通举例：

病例：患儿，女性，6岁。口干、多饮、多尿10余天，呕吐、腹痛1天入院。入院查随机血糖25.7 mmol/L，糖化血红蛋白8.1%，β羟丁酸4.3 mmol/L，HCO^3 5.1 mmol/L，pH 7.07，C肽0.08 ng/ml－0.12 ng/ml－0.11 ng/ml－0.09 ng/ml。诊断1型糖尿病，糖尿病酮症酸中毒。予以胰岛素泵降血糖，补液、灭酮、纠酸等治疗，患儿现症状缓解，复查血酮、血气正常。因家庭经济条件暂不允许长期使用胰岛素泵治疗，下一步拟改为胰岛素餐前皮下注射降血糖。患儿父亲在外地工作，高中文化，母亲未工作，高中文化，家长现暂时接受胰岛素治疗，但不能接受长期胰岛素治疗方案。

分析：①患儿6岁，缺乏基础自我认知能力，无法理解自己的疾病及医生护士所说的注意事项，害怕疼痛，抗拒注射药物及监测指血糖。②家长对此病也很陌生，同时起病突然，病情严重，让家长束手无策，听到要终生胰岛素治疗，母亲不能接受，父亲暂时接受胰岛素治疗。③对于医护进行的治疗教育，患儿家长一知半解。

药物治疗沟通技巧：①主动接近患儿，多表扬和鼓励她，做一些小游戏，讲一些小故事，消除她心理上的戒备，从而对医护人员产生信任感。②对其讲解糖尿病的病程和发展趋势，若控制得好，不会影响其生长发育，也能像正常人一样学习、生活和工作。利用看图对话、放映动画幻灯片等方式给患儿讲解糖尿病治疗相关知识，提高她学习的兴趣，让她主动、快乐地参与其中。③为患儿父母进行详细的糖尿病治疗宣教，通过列举类似病例及精神鼓励、心理服务帮助他们度过疾病对他们的打击的这个心理难关；同时指导其对待患儿发脾气、不服从、抑郁等不良情绪采取应对措施。④增强父母的角色意识以及帮助患儿家庭建立支持网络如微信群，互相关爱、互相支持等。

二、青少年糖尿病患者药物治疗沟通

在我国7～17岁的青少年中，糖尿病的发病率是美国同龄青少年的4倍，这与近几十年来国人生活质量、生活方式和营养结构发生变化、肥胖的青少年数量不断增加息息相关。青少年糖尿病主要包括1型和2型糖尿病。过去，青少年发病的糖尿病主要为1型糖尿病，但近几十年来，全球青少年2型糖尿病患者显著增加。根据患者的糖尿病分型、发病急缓、严重程度、家庭条件的不同，采用的治疗方案也不同。

（一）青少年糖尿病患者药物治疗沟通注意点及难点

1. 青少年认知、发育和情绪变化较大，可能会破坏糖尿病治疗护理以及家庭成员、自身和治疗提供者之间的沟通，极易出现对疾病的恐惧感或产生消极情绪，不能配合治疗。

2. 青少年糖尿病患者由于生长激素及类固醇激素的分泌特点，极易出现“黎明现象”，导致血糖波动较大，血糖难以控制。

3. 青少年患者大部分时间在学校度过，因为面子问题及恐惧外界异样眼光，治疗很难以规律维持，并不愿及时就诊及与医生进行有效沟通。

4. 患者及家长在确诊之初，多抱有难以接受、痛恨、自责等心理，需要一定过程接受相关知识及应对糖尿病治疗过程中出现的问题。且该阶段患者多存在叛逆心理及行为，家长在治疗过程中难以进行管理和监测。

（二）青少年糖尿病患者药物治疗沟通技巧

1. 青少年认知力及理解力较儿童期明显加强，需要进行糖尿病强化教育。如胰岛素及口服药物的作用分类及使用、调整方法，低血糖的预防、识别及治疗，饮食及运动对血糖控制的作用及方法。

2. 根据患者理解力和成熟度的水平，督促其增加自我管理责任感及独立性，可与其讨论当前首要问题、近期控制目标、最终目标，并可进一步与其讨论情感问题及热点争论问题。

3. 该阶段患者大多喜欢与同龄人进行交流，可建立青少年糖尿病微信群，在群中与其他同龄患者进行交流，医生根据患者提出的共同问题和热点、争议点进行解答。

4. 及时与患者家长交流患者的治疗、控制情况及心理情况，并向家长传递准确、专业的知识，帮助他们调整好心态。

青少年糖尿病药物治疗沟通举例：

病例：患者，男性，14 岁。口干、多饮、多尿 20 余天入院。平素喜欢喝饮料、奶茶，喜食鸡翅、肉类、薯条。入院体格检查：体重 62 kg，身高 163 cm，BMI：23.33 kg/m^2，查随机血糖 17.8 mmol/L，糖化血红蛋白 9.1%，β羟丁酸 0.45 mmol/L，C 肽 2.12 ng/ml—3.11 ng/ml—4.01 ng/ml—4.13 ng/ml，糖尿病自身抗体阴性。诊断糖尿病 2 型可能性大。入院初予以胰岛素泵降糖治疗，血糖控制达标，与患者及家属沟通后，改为口服二甲双胍+地特胰岛素皮下注射降血糖。患者在读初二，走读，父母均为公务员。

分析：①患者初发糖尿病，平素饮食习惯不好，自我管理能力不足，对医生提出的饮食及运动控制方案存在抵触情绪。②患者在住院后情绪不稳定，经常对其父母发脾气，出现自暴自弃的消极态度。③患者家长疑惑是不是自己的原因让孩子患病同时对疾病认知不足，存在盲目自责与焦虑心理。

药物治疗沟通技巧：①利用网络及宣教资料、道具与患者本人进行详细的糖尿病病因、分型、并发症、治疗、预后等教育。在交流过程中鼓励患者提出自己的想法和疑惑。让患者知道患有糖尿病的青少年可以过正常的生活。②为家长进行系统的糖尿病知识教育，列举相似积极治疗后的病例，让家长及患者树立并增强治疗的信心。指导父母正确对待患者的疾病，同时指导其对待患者发脾气、不服从、抑郁等不良情绪采取应对措施。③建议患者及其家属优先考虑改变以家庭为中心的营养方法和生活方式，例如均衡饮食、实现和保持健康的体重、以及定期锻炼。④加强患者的心理教育，在沟通中多给予积极的鼓励、理解让患者获得自信；并确定患者是否理解和接受自己肩负的任务。⑤建议家长给患者自己独自的时间。尊重患者隐私。与青少年的讨论应包括有关一般获益、糖尿病困扰和危险行为的问题。

三、成年糖尿病患者药物治疗沟通

随着人们生活方式的改变、体力活动明显的减少、生活节奏的加快、超重及肥胖患病率的增加，我国成人糖尿病患病率显著增加。我国成人糖尿病以2型糖为主，1型和其他类型糖尿病少见。成人糖尿病起病多较缓慢，部分轻症糖尿病患者多无明显的症状或者仅有糖尿病典型症状中的1～2项。因为成人糖尿病胰岛β细胞还有一定的功能和作用，因此治疗以饮食和运动为基础，无效时加上口服降血糖药或胰岛素治疗。良好的医患沟通在成人糖尿病管理中可发挥重要作用，可最大程度延缓急、慢性并发症的发生、发展，减轻医疗负担，改善患者生活质量，提高预期寿命。但在临床中医生缺少足够的时间与患者进行一些具有重要意义的交流，加上糖尿病疾病本身以及治疗方案过于复杂，使沟通过程存在各种挑战。

（一）成人糖尿病患者药物治疗沟通重点及难点

1. 患者在起病初期极易出现紧张、不安、忧郁等负面情绪，思想负担重，容易对医护人员产生抵触心理。

2. 患者对医生实行的治疗方案缺乏科学的认识与了解，喜欢询问朋友、熟人或者通过网络来干扰医生的治疗。

3. 因为患者的文化水平、经济水平及生活环境的差异，患者对医生表达意思理解的准确性、完整性、依从性也有差异。

（二）成人糖尿病患者药物治疗沟通技巧

1. 要确保沟通交流的有效性，关键是保证患者对医生表达意思理解的准确性、完整性。医生在向患者介绍糖尿发病机制等相关知识时，患者因缺乏医学知识背景，难以理解医生表达的意思，致使一番交流之后，患者对自身病情仍是一头雾水。对此，医生应该提炼出表达的重点、逻辑关系，用通俗易懂的语言传达给患者，让患者准确地抓住谈话重点，提高医患沟通交流的有效性，利于推进共同决策。

2. 通过改变医生的陈述方式来提高医患沟通质量。尽量使用“鼓励式”和“合作式”陈述方式，“鼓励式”沟通包括诸如“医生可以采取多种措施来控制你的糖尿病”“合作式”沟通，如“现在医生建议使用这种治疗，征求了我的意见”避免“打击式”沟通，如“随着时间推移，你的病情会变得越来越难控制，可能会截肢或血透”沟通。

3. 与其他的糖尿病患者沟通交流。有时与经历相同的人交谈是有帮助的。

4. 医生要根据患者的个体差异，如思维方式、性格特点、生活环境、经济条件等的不同，针对性制定医患共同决策，积极调动患者能动性，提高患者参与意识。

成年糖尿病患者药物治疗沟通举例：

病例：患者，男性，36 岁。口干、多饮、多尿半年余入院。患者平素饮食及生活不规律，喜大吃大喝，大学学历，公职人员，其母亲有糖尿病史。入院体格检查：体重 79 kg，身高 170 cm，BMI：27.33 kg/m^2，查随机血糖 18.9 mmol/L，糖化血红蛋白 10.1%，β 羟丁酸 0.3 mmol/L，C 肽 1.78 ng/ml－3.54 ng/ml－3.69 ng/ml－4.53 ng/ml，糖尿病自身抗体阴性。诊断 2 型糖尿病。入院初予以胰岛素泵＋二甲双胍降血糖治疗（患者及家属开始强烈拒绝胰岛素，经过详细沟通后使用），血糖控制基本达标，与患者及家属沟通后，改为口服二甲双胍＋达格列净降血糖，患者及家属对现阶段该治疗方案暂满意，但患者本人对长期口服降血糖药物有抵触情绪，并担心药物是否有依赖性及副作用；同时患者母亲对糖尿病并发症的出现有担忧情绪，并恐惧药物副作用，希望能有中药治疗；患者本人对疾病认识不充分，不太配合控制饮食及运动。

分析：①患者年轻男性，初发糖尿病，对糖尿病的发生发展及预后没有太多了解，并且平时生活习惯不好，临床症状不明显，忽视糖尿病远期并发症的危害。②患者及家属对胰岛素及口服降血糖药物有认识误区。③患者母亲有糖尿病史，因担心西药副作用，在外自购中成药治疗，所以想要患者也改为中成药治疗。④患者母亲听说过糖尿病并发症，但不了解并发症的发生发展过程，非常担心患者会需要血透治疗和失明。

药物治疗沟通技巧：①解释病情时先弄清患者对糖尿病原有的认识，引出病人观点和看法，如“你对糖尿病最关心的问题?”“您认为糖尿病对您有什么影响?”了解了患者的出发点，再有针对性地给予解释，比如糖尿病的病因、分型、危害、并发症、预后等，强调糖尿病危害性，强调早防早治的重要性，强调饮食运动等基础治疗和改变不良生活习惯如戒烟的重要性。②在沟通过程中尽量避免使用医学专业术语，选择通俗易懂的语言，比如在解释糖尿病的危害性时可以说：“血糖高，身体就像是浸泡在糖水中，很容易出现细菌感染。”③利用糖尿病的宣教资料详细告知患者及家属降血糖药物的分类及患者治疗方案制订的个体化依据，并提供几个备选方案，将各种方案的优劣客观地告知患者，然后指出医生个人推荐的方案，与患者协商制订双方都能接受的方案。④向患者告知糖尿病领域中西医结合发展现状，基于正规西药的降血糖方案仍然是基础治疗方案，该方案针对血糖及相关危险因素控制疗效确切。现有的方药、中成药疗效主要集中在控制糖尿病相关症状，改善生活质量，而非“降血糖”。

四、老年糖尿病患者药物治疗沟通

随着人口老龄化和生活方式的改变，老年人糖尿病问题日益突出。由于老年患者身体各器官呈退行性发展，糖尿病诱发各类并发症的发生率明显增高。老年糖尿病患者在治疗过程中存在许多问题：老年人精神、感知能力下降，对健康宣教的理解能力较差；高龄患者常合并多种疾病，服用药物种类较多，会增加药物相互作用和不良反应发生率，并影响其服药依从性；对于年龄较大的老年糖尿病患者来说，其自我保护意识较低，对治疗、护理的配合度也不高，而且还通常会因为疾病的发生而伴有强烈的焦虑、抑郁等情绪，而这些不良的负面情绪则会直接影响到患者最终治疗效果的获得。因此，与老年糖尿病患者取得有效沟通，以此来提高其治疗、护理的依从性至关重要。

（一）老年糖尿病患者药物治疗沟通重点及难点

1. 老年糖尿病患者，容易产生认知上的误区，因为老年人退休了，在家的时间比较多，往往会看各种各样的消息。电视广告、不良商家会推销一些保健品，会给他们一些虚假的信息，致使他会采用一些不正规的治疗方式来治疗糖尿病。

2. 老年糖尿病患者对自己身体非常关注，喜欢和其他人相互交流并容易听信旁人，听说这个人用这种药好就跟着换，从而导致医生制订的治疗方案不能维持，疗效不确定。

3. 老年患者的心理极为脆弱，也较为敏感，加上受到疾病的折磨，在生活上又要时刻注意自身的饮食和作息习惯，又担心预后，时刻会出现焦躁、抑郁、恐惧等不良的心理情绪，从而增加了治疗的难度。

（二）老年糖尿病患者药物治疗沟通技巧

1. 鼓励患者消除悲观情绪，正确对待疾病；建立有规律的生活秩序，帮助患者充实生活，遇到不良刺激时，要通过自我安慰的方式转移注意力，达到一个新的心理平衡。

2. 老年患者的记忆力及理解力下降，要耐心、细致地进行糖尿病基础知识的教育，可采用“边说边问边答”的方式进行。

3. 患者受教育程度不同，理解力有差别，针对性地选择患者能理解的方式来交流，对于文化程度较高患者可较详细地解释糖尿病的发生发展过程及药物治疗机制；对于文化程度不高的患者，采用通俗易懂的语言解释现在确定的疾病及治疗方案的制订。

4. 指导患者通过正确途径获得糖尿病相关的知识及药物。让患者充分了解糖尿病治疗中的个体化原则。

老年糖尿病患者药物治疗沟通举例：

病例：患者，男性，62 岁，退休。因“糖尿病 8 年，伴双下肢麻木、感觉异常 2 年”就诊。既往有高血压病史 10 余年，冠心病病史 10 年，陈旧性脑梗死病史 10 年，长期规律服用降血压、调血脂、抗血小板聚集板药物，现注射诺和锐 30 降血糖治疗。体格检查：体重 70 kg，身高 165 cm，BMI：25.71 kg/m^2，查随机血糖 13.9 mmol/L，糖化血红蛋白 8.1%，β 羟丁酸 0.10 mmol/L。诊断：2 型糖尿病，糖尿病周围神经病变，高血压，冠心病，陈旧性脑梗死。现治疗方案：地特胰岛素+二甲双胍+达格列净降血糖。

分析：①患者患病时间较长，合并多种疾病，有悲观、消沉情绪，监测血糖和复诊均不积极。②患者现出现糖尿病并发症，及多种合并症，用药种类较多，根据患者病情建议胰岛素和口服药物联合使用，患者担心口服降血糖药物的副作用，对该治疗方案存在疑惑。③患者文化程度较高，对糖尿病的并发症及合并症有一定的了解，但认识不专业，仍有一些误区。

药物治疗沟通技巧：①鼓励患者消除悲观、消沉情绪，正确认识自己的疾病，通过组织患者教育的形式和一问一答的形式让患者接受专业及正确的相关知识。让患者了解血糖监测及定期复诊的目的和获益。②列出患者目前所使用的药物种类、药物的优缺点，详细解释目前选用的降血糖药物的作用机制及选择原因，让患者从心里接受该治疗方案，才能更好的坚持治疗达到最佳疗效。③患者存在有神经病变及冠心病、高血压等多种疾病，容易发生无症状性低血糖、无痛性心肌梗死等，故在治疗沟通中要患者明白仅仅控制血糖还远远不够，必须积极全面地治疗各种并发症，以提高老年患者的生活质量和生存寿命。

五、妊娠糖尿病患者药物治疗沟通

GDM 是一种严重危害母婴健康的妊娠期疾病。随着我国开放二胎政策的影响，GDM 的发病率逐年升高，发生率高达 9%～18.7%。妊娠糖尿病母婴的健康均有一定的影响，孕妇容易造成早产、流产、妊娠期高血压、妊娠期感染，胎儿则容易形成巨大胎、肩难产、产伤、宫内发育迟滞。除了影响妊娠结局、增加胎儿死亡风险外，还会增加产妇产后患 2 型糖尿病的风险。所以妊娠糖尿病对母胎的消极影响是显而易见的，严重影响了母婴安全。医护患共同参与、制订个性化治疗方案，加强 GDM 患者的自我监测和管理，对降低不良母婴并发症有重要意义。

（一）妊娠糖尿病患者药物治疗沟通重点及难点

1. 由于患者及家属的文化程度、认知能力、性格特点的不同，导致对疾病的认知和对医嘱的遵从程度不同。

2. 因患者要控制饮食、注射胰岛素、反复检查、缺乏糖尿病知识，同时担心胎儿发育和致畸而出现紧张、焦虑，并对家属及治疗产生抵触情绪。

3. 妊娠糖尿病治疗是在饮食及运动控制血糖不达标后联合使用胰岛素，患者一方面担心药物是否影响胎儿的安全及健康，另一方面担心产后病情的变化。

（二）妊娠糖尿病患者药物治疗沟通技巧

1. 根据患者及其家庭情况及自身特点的不同，采用不同的沟通方式。可采用知识讲座和座谈的形式，配图文并茂的宣传工具，将内容通俗化，进行妊娠糖尿病饮食、运动、药物治疗、危害及并发症等多项内容的讲述；也可以采取一对一的评估指导，制定针对性强、可实施的健康教育处方。

2. 要加强与家属的沟通，请家属配合做好孕妇的思想工作，帮助患者树立战胜疾病的信心。

3. 沟通中经常对患者进行主观感受上的询问，并鼓励患者在沟通中提出自己的疑问。

4. 对文化程度高、自控能力强的患者可采用自我学习管理的方式，在医生与家属的配合下进行治疗，顺利度过妊娠、分娩和产褥期。

妊娠糖尿病患者药物治疗沟通举例：

病例：患者，女性，32岁。因“妊娠5个月，发现血糖高6天”就诊。查OGTT（75 g葡萄糖）空腹血糖6.9 mmol/L，OGTT 2小时血糖10.6 mmol/L，糖化血红蛋白6.1%，β羟丁酸0.10 mmol/L。在饮食及运动控制后，空腹血糖6.6～7.0 mmol/L，餐后2小时血糖7.1～12.3 mmol/L。诊断：妊娠糖尿病。治疗方案：诺和灵30早6 U、晚5 U皮下注射降血糖。患者大学文化，教师职业，丈夫大学文化，公务员。

分析：①患者既往无糖尿病史，无糖尿病家族史，第一胎妊娠，患者及家属现情绪焦虑、紧张，通过查询资料对妊娠糖尿病及危害性有大概了解，现主要担心对胎儿的影响。②患者及其家属在诊断前期进行了饮食及运动控制，对现在的胰岛素治疗有部分抵触情绪，希望只采用饮食及运动控制，不注射胰岛素。

药物治疗沟通技巧：①患者有良好的自我学习能力及自控力，先分析患者的问题层面，以提问法与患者沟通，了解患者当前的心境感受及疑惑处，在解惑的过程中，提高患者对疾病的认知和消除紧张焦虑的情绪。②让其丈夫共同参与整个学习及交流过程，使其理解和支持患者，减轻患者心理压力，增强信心。③采用家庭式教育的方式，让与患者共同生活的家属一起进行一次较深入的妊娠糖尿病的相关宣教，进行治疗规划、饮食规划、注意事项及定期产检及监测规划。

六、精神异常糖尿病患者药物治疗沟通

随着糖尿病发病率日益升高，在糖尿病患者中，合并焦虑、抑郁甚至精神分裂等重型精神障碍的患者逐渐增多，但因该类患者临床症状隐匿、复杂，临

床上关注不足，易于误诊、漏诊而延误治疗，对患者精神心理和身体健康造成了很多不利影响。

（一）精神异常糖尿病患者药物治疗沟重点及难点

1. 当精神病患者得知自己患糖尿病，会出现烦躁、抑郁、紧张、焦虑、敌视的情绪，加重其精神症状，继而导致糖尿病治疗依从性差，进入恶性循环。

2. 精神病患者需要家庭和其所处的社会环境的长期照料和支持，家庭成员对患者反复发作的精神症状会产生厌恶心理，外部社会、邻里对精神病患者及其家庭存在歧视和偏见，从而导致家庭亲密度下降，影响患者治疗效果。

（二）精神异常糖尿病患者药物治疗沟技巧

1. 对残留人格障碍的患者，要及时与患者沟通，掌握患者的心理动态，解除其心理顾虑，稳定患者情绪。可与患者及家属共同交流治疗方法及效果、相关知识，重点突出介绍，避免烦琐。对于症状较重无行为自主能力患者，避免与患者本人进行治疗后预后的沟通，可以充分与家属做好沟通，并制订可选择治疗方案，与家属共同决定出适合患者的最佳方案。

2. 根据患者的病情、文化程度、接受能力、自我管理水平和心理特点，与患者共同制订个体化的治疗方案，尽量采取一对一的方式，增加与患者充分交流时间。

精神异常糖尿病患者药物治疗沟通举例：

病例：患者，女性，62 岁，糖尿病半年。既往有精神分裂症，现奥氮平治疗。现寡言少语，不爱出门，生性多疑，易躁易怒，不能自己规律服药。体格检查：体重 63 kg，身高 155 cm，BMI 26.22 kg/m^2，查空腹血糖 11.9 mmol/L，糖化血红蛋白 9.1%，β 羟丁酸 0.32 mmol/L。诊断：2 型糖尿病，精神分裂症。治疗方案：二甲双胍＋达格列净。

分析：①患者缺乏自知力，自我管理程度较差，且多疑焦虑，进行病情沟通会加重患者精神压力，导致治疗陷入恶性循环。②患者家属因患者患病时间长且病情反复，对患者的治疗有松懈心理。且对糖尿病认知不足，未认识到糖尿病对患者的危害，对治疗糖尿病有不屑心理。③患者家属过分担心糖尿病药物的副作用。担心药物会加重患者精神病症状。

药物治疗沟通技巧：①掌握患者家属的心理动态，解除其心理顾虑，站在患者家属角度考虑问题，根据患者家属的接受能力和心理特点进行糖尿病相关知识的宣教，耐心与其分析治疗的必要性。②耐心聆听患者的内心诉求，尽量简单明了地讲解疾病相关知识及治疗，让患者减少焦虑状态。给予患者一定的表扬与肯定，使其提高自我管理能力。

七、糖尿病急症患者药物治疗沟通

糖尿病是一组由遗传、环境、免疫等因素引起的，胰岛素分泌缺陷及（或）其生物学作用障碍导致的以高血糖为特征的代谢性疾病。其急性并发症是指糖尿病急性代谢紊乱，包括糖尿病酮症酸中毒、糖尿病非酮症高渗性昏迷，以及在糖尿病降血糖治疗过程中出现的乳酸性酸中毒及低血糖昏迷。

（一）糖尿病急症患者药物治疗沟通重点及难点

1. 患者家属的决定最大限度地影响着患者治疗的共同决策。在紧急关头，患者家属对疾病的认知能力及预后判断能力及家庭条件决定了患者的最终治疗效果。

2. 患者家属的文化程度、接受能力的差异影响了沟通交流的有效性，且在急症时医患之间缺乏足够的时间去交流病因、病情，导致患者对医生实行的治疗方案缺乏科学的认识与了解，也缺乏与医生一起承担责任的意愿。

（二）糖尿病急症患者药物治疗沟通技巧

1. 利用有限的时间，提炼出表达的重点、逻辑关系，现阶段的主要矛盾，将现阶段的主要矛盾通俗易懂地传达给患者家属，让患者家属准确地抓住谈话重点。

2. 将目前需要采用的检查及治疗方案按急缓程度简单明了的列出1、2、3点等，与患者家属沟通，并提出医生优先选择的方案。

糖尿病急诊患者药物治疗沟通举例：

病例：患者，男性，28岁。呕吐、腹痛3天，意识模糊2小时就诊。体格检查：面色潮红，深大呼吸，心率138次/min。查随机血糖43.9 mmol/L，糖化血红蛋白8.1%，β羟丁酸7.2 mmol/L，HCO^3 4.7 mmol/L，pH 6.99。诊断：糖尿病，糖尿病酮症酸中毒。

分析：①患者青年男性，糖尿病急性并发症，初次发病，本人神志模糊，患者母亲初次接触此病，现一头雾水并情绪崩溃。②患者现治疗时间可谓争分夺秒，与患者家属沟通时间有限，不能详细介绍病情，患者家属可能不能较好地理解及支持治疗。

药物治疗沟通技巧：①根据患者家属思维方式、性格特点、文化程度及认知能力的不同，针对性进行心理疏导，尽快安抚患者家属，缓解家属的紧张、焦虑等负性情绪，从而能有效地进行下一步诊治的沟通。②针对现阶段主要的治疗目标，通过宣教资料、列表、列重点等方式通俗易懂地告知患者家属，并共同制订好治疗方案。③注意患者家属的疑问、关注点，并针对性解决疑点。

第七章　糖尿病代谢手术沟通

减重代谢手术是一种治疗肥胖和代谢疾病的新兴手术方式，专业性和特殊性强，公众理解程度不高，因此医患沟通起着重要的作用。通过医患沟通，医护人员基于患者病情主动向患者及家属介绍手术方案及疗效、并发症，患者及家属结合互联网等其他途径获取的信息，形成对手术治疗的全面认识，从而在医患双方互动配合中提高手术治疗的效果。

第一节　糖尿病代谢手术概述

一、代谢手术的发展历程

（一）代谢手术的历史和发展

世界卫生组织（WHO）1997 年宣布肥胖成为一种全球性的流行病，并提出肥胖是全世界首要的健康问题。2016 年，美国临床内分泌医师协会（AACE）联合美国内分泌学会（ACE）建议为肥胖取一个新的术语——以肥胖为基础的慢性疾病（adiposity-based chronic disease，ABCD）。“慢性疾病”强调那些肥胖带来的相关并发症如高血压、糖尿病和睡眠呼吸暂停低通气综合征等。而中国的肥胖及糖尿病患者位列世界第一，带来巨大的健康和社会问题。

糖尿病的传统治疗模式主要采用内科治疗，包括控制饮食、加强运动、口服降糖药物以及注射胰岛素等，然而并没有一种治疗方法能够长期满意地控制糖尿病及其并发症。1953 年美国 Richard L. Varco 首次将空回肠旁路手术用于肥胖症治疗，之后肥胖症外科学经历了半个世纪发展，随着对肥胖症和减重手术作用机制的深入研究，人们发现减重手术在控制患者体重的同时，一系列与肥胖有关的并发症，包括糖尿病、鼾症及睡眠呼吸暂停低通气综合征、多囊卵巢综合征等，均可得到显著的改善。其中对 2 型糖尿病（T2DM）的缓解和控制尤其受到关注，并因此促成了一系列新概念的诞生和“代谢外科”的发展，形成完整的外科治疗理论和临床体系，在欧美国家已成为一个相对独立的学科。

（二）代谢手术的现状和展望

临床实践中大多数糖尿病医生并不理解或者不接受减重手术的适应证、获益和潜在风险；医疗保险机构在覆盖减重手术方面仍存在阻力。故在全球范围内外科治疗 T2DM 的理念得到各界的认识和接受显得格外重要。第 1 届糖尿病外科峰会于 2007 年召开，会上首次提出糖尿病外科学的概念，即以胃肠减重手术治疗 T2DM。来自不同国家的多学科专家（减重外科专家、内分泌代谢科专家和研究科学家等）一致对减重手术治疗 T2DM 的有效性达成共识。该会议的主要贡献是在全球范围内让减重代谢外科（或者称为肥胖与糖尿病外科）被广泛接受。2015 年 9 月，第 2 届糖尿病外科峰会发布了关于糖尿病外科治疗的全球联合声明，作为减重代谢外科治疗 T2DM 的最新临床指南，获得全球 45 个专业学会的接受或者认可。此声明以临床指南文章形式发表于美国糖尿病学会的官方杂志 *Diabetes Care*、美国代谢病与肥胖症外科学会官方杂志 *Surgery for Obesity and Related Diseases*、国际肥胖症与代谢病外科联合会官方杂志 *Obesity Surgery*。

在半个多世纪的发展中，曾出现过多种减重代谢手术方式。其中，1966 年，Edward Mason 设计的胃旁路手术（gastric bypass，GB）后经 Ward Griffen 改进的胃旁路－胃空肠 Roux-en-Y 吻合奠定了其减重手术“金标准”，但因存在旷置的大胃囊发生癌变的风险，以及内疝、营养不良等并发症，现在临床应用呈快速下降趋势。而腹腔镜袖状胃切除术（laparoscopic sleeve gastrectomy，LSG）的应用因其技术简单、易于推广、术后并发症少受到重视，已经成为全球最主要的手术术式。

但 LSG 对于超级肥胖及合并肥胖相关合并症的患者，术后发生减重不足、复胖、糖尿病缓解效果不佳的比例较高。因此以袖状胃切除为基础的复合术式（Sleeve＋）应运而生。目前较为常见且被减重代谢外科界推崇应用的 Sleeve＋术式包括：LSG＋空肠空肠侧侧吻合（JJB）、LSG＋十二指肠、空肠旁路术（DJB）、基于袖状胃的保留幽门单吻合口十二指肠转位术（SIPS）、胃袖状切除

＋单吻合口十二指肠回肠旁路术（SADI-S）。2019 年 10 月，美国减重与代谢外科学会正式发布声明认可 SIPS/SADI-S 作为第六种获得官方正式认可推荐的标准减重术式，术后短期并发症及营养不良发生率类似于 BPD/DS，但也同时强调远期效果及相关并发症有待进一步随访，并需要与经典术式作对比。此外，近年来内镜手术如胃内球囊术、内镜下袖状胃成形术、内镜下十二指肠空肠旁路术以及胃左动脉栓塞减重术在临床上进行了初步探索。

T2DM 的手术治疗因患者的特殊情况，治疗过程及围手术期处理可能涉及多个不同的临床学科参与，肥胖合并 T2DM 患者常伴有高血压、高血脂等代谢综合征。减重代谢手术治疗肥胖和 T2DM 疗效明确，整个治疗过程内容繁杂，涉及相关专业科室广泛，需要多学科参与配合，严格把控各个环节。普外科联合内分泌科成立了肥胖症与糖尿病外科治疗中心，并邀请心理医学科、营养科、康复运动医学、心内科、呼吸科、麻醉科等相关专科进行肥胖和 T2DM 患者管理诊治，形成多学科联合协作诊疗模式（MDT）。外科医生评估手术指征，对患者胰岛功能进行疗效预判，并围绕术前患者情况邀请心内科、呼吸科、麻醉科等科室评估手术风险，创造良好手术条件，实施手术者则完善术前检查并实施手术；术后患者由治疗中心个案管理师管理，分别对其内、外科术后情况进行管理，问题及时反馈给内分泌科、外科医生进行处理，并定期为患者预约营养科、康复运动科门诊随访。普外科与内分泌科为主的 MDT 模式是目前代谢外科的主要模式，内、外科分工明确，团结合作，推动减重代谢外科良性发展。

二、代谢手术的适应证及禁忌证

2019 年中华医学会外科学分会甲状腺及代谢外科学组联合中国医师协会外科医生分会肥胖和糖尿病外科医师委员会组织专家参考西方国家指南及立场声明更新，并根据我国近 5 年的临床数据及相关文献，制定《中国肥胖和 2 型糖尿病外科治疗指南（2019）》，在适应证和禁忌证等方面进行阐述说明，旨在规范应用减重代谢外科手术方式治疗 T2DM 等代谢性疾病，并促进其健康有序地发展。

（一）T2DM 患者代谢手术的适应证

1. T2DM 患者仍存有一定的胰岛素分泌功能。

2. BMI≥32.5 kg/m^2，建议积极手术；27.5 kg/m^2≤BMI＜32.5 kg/m^2，

推荐手术；25 kg/m^2≤BMI＜27.5 kg/m^2，经改变生活方式和药物治疗难以控制血糖，且至少符合 2 项代谢综合征组分，或存在合并症，慎重开展手术。

3. 对于 25 kg/m^2≤BMI＜27.5 kg/m^2 的患者，男性腰围≥90 cm、女性腰围≥85 cm 及参考影像学检查提示中心型肥胖，经 MDT 广泛征询意见后可酌情提高手术推荐等级。

4. 建议手术年龄为 16～65 岁。对于年龄＜16 岁的患者，须经营养科及发育儿科等 MDT 讨论，综合评估可行性及风险，充分告知及知情同意后谨慎开展，不建议广泛推广；对于年龄＞65 岁患者应积极考虑其健康状况、合并疾病及治疗情况，行 MDT 讨论，充分评估心肺功能及手术耐受能力，知情同意后谨慎实施手术。

（二）代谢手术的禁忌证

1. 明确诊断为非肥胖型 1 型糖尿病。
2. 以治疗 T2DM 为目的的患者胰岛 B 细胞功能已基本丧失。
3. 对于 BMI＜25.0 kg/m^2 的患者，目前不推荐手术。
4. 妊娠糖尿病及某些特殊类型糖尿病患者。
5. 滥用药物或酒精成瘾或患有难以控制的精神疾病。
6. 智力障碍或智力不成熟，行为不能自控者。
7. 对手术预期不符合实际者。
8. 不愿承担手术潜在并发症风险者。
9. 不能配合术后饮食及生活习惯的改变，依从性差者。
10. 全身状况差，难以耐受全身麻醉或手术者。

第二节 糖尿病代谢手术围手术期沟通

一、代谢手术术式选择沟通

减重代谢手术治疗肥胖与糖尿病经历了半个世纪的探索，其发展过程中产生了许多术式。但时至今日，减重代谢手术的术式已逐渐归于统一。在 2019 年发布的《中国肥胖和糖尿病外科治疗指南》中，推荐的减重代谢术式主要为 LSG 和 LRYGB。不同手术方式的疗效、风险和并发症各有不同。LSG 近年来才成为独立的减重代谢术式，也是近年来增长最快的减重代谢术式，主要的选择适应证包括：减重为主要目的，或者合并常规的T2DM或代谢紊乱。由于LSG术后会有反流性食管炎的症状，因此禁忌证主要包括中重度的反流性食管炎。LRYGB是经典的减重代谢术式，用于合并中重度反流性食管炎或严重代谢紊乱的肥胖患者，或超级肥胖患者的手术。

在选择术式的沟通过程中，应综合考虑患者手术的主要目的、患者个人意愿及其疾病状态等因素，权衡利弊，选择最适合患者的手术方式。减重代谢外科术式选择需要谨慎而科学地考虑，需要和患者及家属详细和充分的沟通，医务人员需充分告知患者及其家属各种手术方式的疗效、优势以及风险等。医生告知患者及家属各种手术方案需要考虑的相关要素：包括减重降血糖效果、手术后可能发生的短期长期并发症、患者体质指数、糖尿病程度（用药、病程及控制情况），还需要考虑到解剖结构的改变可能带来的长远潜在风险。建议患者还需考虑自身需求与承受能力、患者的家庭及社会经济能力等。在进行术式选择沟通时，医患双方共同参与决策、共同做出医疗决策。客观介绍手术方案，注意表示尊重患方选择权，不做倾向性暗示。让患者更大限度地参与诊疗活动，可以增加患者的依从性及配合度，使其就医行为能发挥更大的作用，达到更好的疗效。

需要强调的是，减重降血糖效果除了与患者自身的病情有关外，与患者是否能按时随访也密切相关，国内肥胖患者LRYGB术后贫血和术后溃疡等并发症的发生率较高。术后按时随访除了可长期监控患者的体质量和血糖变化外，还可以及时发现溃疡及贫血等并发症，开展补充维生素等辅助治疗以预防贫血及脱发等。然而，患者的收入、文化程度、居住地到医院的距离以及医院是否有多学科团队的支持都会影响患者术后是否能定期随访，所以需向患者强调按时随访的重要性。此外，在进行沟通时需考虑患者的文化水平和经济状况也会影响患者对手术风险以及潜在风险的理解能力，这些是我们决定术式的时候需要考虑的因素，也是需要和患者沟通时注重的要素。

二、减重代谢手术风险沟通

（一）术后近期并发症

1. 消化道漏　LRYGB术后吻合口漏的发生率为1.1%～1.4%，多发生在胃空肠吻合口。LSG 术后残胃漏发生率为 0.7%～7.0%。吻合口漏与残胃漏的高危因素主要包括血供不足、缝合不严密、局部感染、合并糖尿病等。临床表现为腹膜炎、心动过速、发热等。术中轻柔操作，合理使用各种器械，减少周围血管的损伤而引起血供障碍有助于预防消化道漏的发生。

2. 出血　LRYGB 术后出血发生率为 1.9%～4.4%，LSG 的发生率为 0.7%～1.4%。术后出血可来自胃肠吻合口、肠肠吻合口、胃切缘、肠系膜边缘以及腹壁切口等部位。出血的原因包括围手术期使用抗凝血药和非甾体类药物、术中操作不当和术后严重呕吐等。

3. 静脉血栓　静脉栓塞包括深静脉栓塞与肺静脉栓塞，其发生率为 0.3%～1.3%。

4. 吻合口狭窄　LRYGB 术后吻合口狭窄发生率为 3%～6%。术后早期狭窄可能与吻合口过小、水肿和组织内翻有关；中后期狭窄的原因常为吻合口溃疡或漏治愈后形成瘢痕。切割线不在同一平面而呈螺旋形、胃角切迹处切割过度等也会导致 LSG 术后发生胃腔狭窄，患者可出现严重的恶心呕吐。

5. 内疝　常见于 LRYGB 术后，发生率为 1.3%～4.4%，其可发生于手术后任何时间，发生部位包括横结肠系膜缺口、空肠侧侧吻合系膜缺口和 Petersen 间隙，内疝是导致肠梗阻的重要原因。

（二）术后远期并发症

1. 吻合口溃疡　LRYGB 术后吻合口溃疡发生率为 4.0%～7.0%，而 LSG 术后发生率仍无明确数据。吻合口溃疡的高危因素包括幽门螺杆菌感染、胆汁反流、使用非甾体类药物、胃酸过多、局部缺血、吸烟、酗酒及合并糖尿病等。

2. 胆管结石　减重代谢手术患者胆管结石的发生率是普通人群的 5 倍，其原因可能与短期内体重快速减轻有关。术后患者可出现多种维生素、蛋白质、电解质和矿物质等营养素缺乏，尤其是维生素 D、叶酸、维生素 B_{12}、铁缺乏。

3. 营养素缺乏　较多肥胖患者在术前即已存在一定程度的营养素缺乏。因此，对于行减重手术的患者，建议术前、术后均常规检测营养素水平，且术后常规补充复合维生素、铁、钙等营养素。其他并发症包括切口感染、穿刺孔疝等，总体的发生率较低。须注意术后暴发性胰腺炎、肺不张、呼吸衰竭等。

（三）手术风险沟通要求

在与患者沟通时，需详细告知手术短期及长期并发症，让患者充分了解手术风险。由于患者对手术的恐惧和担忧，随着手术日期临近，上述情绪愈发强烈。负面情绪则影响患者恢复，使其依从性下降，甚至可使患者走向极端。患者刚入院时普遍存在紧张情绪，一方面，对于行手术治疗能否达到预期的减重或降血糖效果表示疑虑和担心；另一方面，害怕手术并发症，对医务人员缺乏信任，担心医生技术不过关。这些不良情绪可使患者产生应激反应，表现为血糖升高、失眠和抵抗力下降等，而且随着手术时间的临近，上述症状可能会加重，从而对术后的恢复和治疗产生负面影响。

三、代谢手术疗效沟通

（一）代谢手术疗效评判标准

《中国肥胖和糖尿病外科治疗指南（2019）》中手术治疗 T2DM 临床结局评判标准：

1. 无效　血糖、糖化血红蛋白（HbA1c）与术前相比无明显改善；降血糖药种类和剂量与术前相比无明显减少。

2. 明显改善　降血糖药种类或剂量与术前相比明显减少；术后 HbA1c <7.5％。

3. 部分缓解　术后仅通过改变生活方式干预即可控制血糖；6.5％≤HbA1c<7.0％；空腹血糖（FPG）5.6～6.9 mmol/L，且餐后 2 小时血糖 7.8～11.0 mmol/L；须保持 1 年以上。

4. 完全缓解　术后无需服用降血糖药，仅通过改变生活方式干预即可控制血糖；HbA1c<6.5％；FPG<5.6 mmol/L，且餐后 2 小时血糖<7.8 mmol/L；须保持 1 年以上。

5. 长期缓解　达到完全缓解，并维持 5 年以上。

患者疾病的发展、转归、预后各种多样，难以做到千篇一律。患者往往通过纵向（既往住院）、横向（患友之间）的比较而产生焦虑疑惑，外科医生需要做到未雨绸缪、防患未然。外科医生要重视术前医患沟通。外科医生有权利、有责任、有义务向患者和家属讲清手术疗效，争取患方对手术治疗的理解与配合，术前给患方交底，让患方有充分的思想准备。

（二）代谢手术并发症

有部分 T2DM 患者存在心脑血管并发症等，肥胖也存在睡眠呼吸暂停低通气综合征等合并症，减重代谢手术隐藏的风险不言而喻。虽然现代麻醉、外科技术、重症监护都有迅速发展，安全性提高，但各种意外仍然不能完全避免，很难讲万无一失，术后可能存在较多或较重的并发症，则需把治疗的复杂性、反复性提前向患方讲透彻，争取主动。预后不佳或危重急症更需要外科医生认识到位、处理到位、解释到位。沟通时留有余地涵盖全面非常必要，引导患者及家属合理而全面地看待手术风险，理性对待疾病转归。外科医生面对的患者千差万别。基础疾病、心理状态、经济条件、文化层次都可能影响他们对疾病和手术的认识以及之后的各种选择。现代医患关系已由传统主动-被动型转变为共同参与型。相互尊重和相互信任是医患沟通的基石。医疗行为须严格遵守医疗操作常规，手术必须征得患方同意并履行签字手续，特殊情况下上报医疗管理部门做好备案。

由于减重代谢手术引入我国相对较晚，目前较多关注减重代谢手术的作用机制、不同术式的治疗效果等，关于减重代谢手术患者心理方面的研究还处于初级阶段。国外较多研究认为，T2DM 合并肥胖患者入院后，随着对环境的改变及对减重代谢手术的进一步了解，可能打破患者原有身心平衡，会出现新需求，如对手术相关信息的需求、对手术的预期等。每位患者之所以表现出不同反应，与其所处的家庭、社会背景密切相关。因此，应全面了解患者的职业、经济水平、教育情况、家庭情况、社会支持系统等因素。

四、代谢手术术后管理沟通

（一）术后管理重要性及注意事项

术后管理是减重代谢手术的三驾马车之一。减重代谢外科医生“重手术、轻管理”的惯性思维普遍存在。对于术后患者，应培养正确的生活、运动习惯；防止营养、微量元素缺乏；预防糖尿病等疾病并发症发生风险。术后长期按计划对患者进行随访和监测是保证术后疗效、防止复胖发生的关键。手术结束并不意味着一切平安无事，许多病情变化都出现在手术后。但患者和家属往往认为手术顺利结束就意味着整个治疗过程已取得成功，如术后出现并发症，部分人不能理解并滋生出医疗纠纷。

加强术后沟通的主要侧重点：

1. 医务人员要告知患者术后应注意的事项，如出现疼痛如何处理、手术后的体位、禁食的时间、饮食应注意的问题、什么时候开始活动等，而且还要有针对性的指导患者术后活动。

2. 减重代谢手术因为实施的是袖状胃切除或胃小囊制作，胃的体积明显减少，因此对术后进食有着严格的要求以及阶梯式的进食，术前术后的详细医患沟通非常重要。

（二）术后随访沟通注意事项

随访是术后延续性治疗的重要组成部分，通过随访，医护人员可以了解患者的减重降血糖情况和康复过程中的有关情况，及时发现康复过程中的问题，从而有针对性地指导患者进行科学康复，提高预后和疗效。术后随访工作要求医护人员必须具备良好的人文关怀素养，在与患者的沟通中，让患者真心感受到来自医护人员的关心和爱护，增强患者的依从性和医护患合力。患者术后的饮食习惯与术前相比会发生较大变化，许多患者不能适应这种突然的变化，故易导致心理问题。因此需尽快帮助患者适应并度过该阶段。个案管理师联合医生为每位患者制订科学合理的饮食计划，在摄入量较少的情况下，也能为患者补充足够的水分、维生素和微量元素，以保证其营养的均衡；同时告知患者正确的进食方法，以避免患者因进食过多过快而发生相关并发症。个案管理师和医生应多与患者沟通，调动患者的主观能动性，帮助其尽快养成正确的饮食习惯。

第三节　糖尿病代谢手术医患沟通辅助技巧

一、代谢手术“MDT”沟通

（一）多学科合作沟通的重要性

多学科联合协作诊疗模式（multi-disciplinary treatment，MDT）是指来自两个以上相关学科，一般包括多个学科的专家，形成相对固定的专家组，针对某一器官或系统疾病，通过定期、定时、定址的会议，提出诊疗意见的临床治疗模式。开展 MDT 可以使患者在医院得到系统规范的治疗，减少医疗费用，促进病情较快康复，也可以有效提高医院临床流程管理的水平，同时有效加强学科合作和学科间交叉互动，达到为患者提供全面、全程、优质服务的目的。

近年来，越来越多的临床实践证实，糖尿病患者接受代谢手术后，糖尿病病情能够得到显著改善。但是目前糖尿病代谢手术大多由外科独立招募患者，进行手术治疗和术后随访，总体来说，存在“重手术、轻管理”的现象。缺乏术前详细评估，手术方式的选择、术中胃肠转流的长度缺乏个体化，术后随访注重早期而忽视中远期管理对策，对后续血糖、胰岛功能及胃肠激素变化趋势的监测及药物调整干预策略欠专业，无系统性膳食营养、心理干预、运动支持等。为避免代谢手术后患者面临营养不良、复胖、功能损害等问题，代谢手术尤其需要注重 MDT 管理。

（二）多学科合作沟通存在的问题

由于 MDT 涉及多个学科的专家，沟通尤为重要，目前 MDT 沟通中主要存在以下问题：

1．MDT 前团队沟通准备不充分　MDT 讨论前没有对糖尿病及其并发症和心血管代谢风险、营养状况、心理意愿、耐受情况进行充分评估，并将相关资料信息及时有效共享至 MDT 团队，有效的专家间及医患间的沟通机制还需要进一步完善。

2．MDT 沟通中团队协作性不强　由于代谢手术涉及外科、内科、心理、营养等多个学科，由于学科不同，角色定位不同，存在以自身学科为重的思想，难以共享目标，妥善处理分歧。

3．与患者沟通前的评估不充分　没有充分考虑患者的意愿、功能状态、并发症等，存在患者意愿与治疗建议不相符，患者拒绝治疗现象。

4．与患者沟通中互动性不够　尽管 MDT 目的是提供以患者为中心的治疗，然而 95％的 MDT 没有患者的参与。有研究表明，患者参与 MDT 可以使得更多的信息纳入到决策中。由于实际困难及认知不对等，患者出席 MDT 讨论可能会影响讨论质量，对讨论存在反作用。

5．MDT 讨论后的决策性不强　由于学科专业不同，部分 MDT 团队领导力和决策力的缺乏当提出不同治疗意见时，容易出现分歧，导致讨论后缺乏治疗决策。

（三）多学科合作沟通的技巧

为提高代谢手术 MDT 的沟通效率，需要掌握以下技巧：

1. 加强 MDT 团队的早沟通、早交流，充分进行术前评估。加强医患双方的互动性，平衡好患者参与程度。为使患者得到最佳的治疗效果，事前充分进行评估，及时沟通。相关专业的专家需要考虑到所有的治疗选择，理智地将各种治疗手段进行结合与互补，以便为每位患者提供最佳的个体化治疗方案。

2. 强化 MDT 团队的领导作用。MDT 团队领导的作用至关重要，团队领导必须是所有人都尊重的，一方面需要丰富的专业知识背景，掌握 2 型糖尿病诊治的各种指南及规范，紧跟国内外最新进展；另一方面，需要具备出色的沟通、协调和领导能力。在主持 MDT 决策过程中，允许各个不同专业的专家在一个开放并且具有包容性的讨论过程中综合考虑患者相关的信息、并发症的情况以及患者意愿提出不同意见，允许公开表达分歧，促进团队成员之间的良好沟通，保证讨论的顺利进行，实现跨专业协作，最终提出以患者为中心的治疗方案。同时促进团队成员分享共同的知识和经验，不断改进团队工作，提高团队士气，降低各学科之间的斗争，保证参与者对这个平台的满意，从而提高 MDT 的效率。

二、代谢手术“互联网+”沟通

（一）“互联网+”沟通的重要性

“互联网+”是以互联网平台为基础，让互联网与各个传统产业进行深度跨界融合，打造云服务平台，充分发挥云服务平台在生产要素与资源配置中的优化和集成作用，推动产业转型升级，并不断创造出新产品、新业务与新模式，提升实体产业的创新力和生产力。《国务院办公厅关于促进“互联网+医疗健康”发展的意见》（国办发〔2018〕26 号）等文件印发以来，各地迅速行动、创新落实，推动“互联网+医疗健康”发展取得了明显成效，形成了部门协同、上下联动的良好态势。特别是在疫情防控期间，各地创新线上服务模式，“互联网+医疗”呈现出“流量井喷”现象。为了进一步聚焦人民群众看病就医的“急难愁盼”问题，持续推动“互联网+医疗健康”便民惠民服务向纵深发展，国家卫生健康委员会、国家医疗保障局、国家中医药管理局联合发布《关于深入推进“互联网+医疗健康”“五个一”服务行动的通知》（国卫规划发〔2020〕22 号）。“互联网+”时代的最大特点是信息的共享、互动、便捷和虚拟，它深刻影响着医患双方的思维和行为方式。由于代谢手术与传统的药物治疗、运动营养不同，是一项有创操作，许多患者“谈手术色即变”存在先天的排斥心理，可以利用“互联网+”能够让更多的患者了解代谢手术。前文已述，代谢手术存在重手术、轻管理的现像，利用“互联网+”，能够实现代谢手术术后管理的信息化，与患者的沟通实时化。利用 5G+机器人，可以实现远程代谢手术，突破时间空间限制。

（二）“互联网+”沟通存在的问题

“互联网+”背景下代谢手术医患沟通还存在以下方面的问题：

1. 与政府行政管理部门间的沟通　在“互联网+”背景下相关部门的行政方式没有改进，从政府部门到相关责任部门的行政方式还是采取传统模式。目前我国医院管理制度、医保制度和药品管理制度尚处于改革之中，有待完善。各级医院的职责和范围不明确以及分级诊疗还未真正落到实处，缺乏相应的软硬件环境条件和标准，各医院之间信息不能共享，医疗资源配置不均衡，导致大医院人满为患，不利于代谢手术在“互联网+”背景下的推行。

2. 与患者的沟通　在“互联网+”背景下，医患双方认知不对称造成较大的主观偏差。医务人员过度关注诊疗技术，忽视人文关怀。但是在“互联网+”时代，大多数患者在就医前已经从网络上获取了相关疾病的知识，对自身疾病有了一定的了解，在就医时希望通过与医生的交流来补充和验证自己获取的医学知识以减轻对疾病的焦虑，增强战胜疾病的信心。但事实并非如此。调查显示，大多数患者在诊疗中遇到的是医生冷漠的言语、态度和解释病情时的缺乏耐心。这充分暴露出了“互联网+”时代虽然医生善于利用网络技术辅助诊疗，但对医患关系的变化认识不足，缺乏与患者沟通的耐心和技巧，常常是医生和患者之间被设备所隔，机械地开着各种检查、处方，使医患沟通受到阻碍。在医疗活动中，医生更关注疾病本身，在与患者的沟通中往往忽视患者的情感需求，医生每天除了大量医疗工作以外，还有教学和科研任务，尽管有些医生也开通了微信公众号，但是很难与患者进行深入的交流，或者说这些有限的交流还远远不能满足患者沟通的需要，这些问题都为医患矛盾的产生埋下了隐患。

3. 与新闻媒体的沟通　突破时间、空间限制后，信息碎片化现象明显严重，包括代谢手术在内的信息报道欠缺客观理性。目前，网络已成为医患双方获取信息、表达自我的重要渠道。但是，网络医疗健康信息良莠不齐，虚假的医疗信息一方面容易误导患者，损害患者的健康和利益，另一方面也对医务人员的形象产生了负面影响。另外，一些新闻媒体为博取大众的眼球，对一些医疗事件进行失实报道，甚至对医院实行道德绑架，这些报道在网络上的疯传、发酵，瞬间会引发舆论风暴，激起不明真相的人对医院的不满情绪，严重损害医务人员的形象，导致医患关系进一步恶化。

（三）“互联网+”沟通技巧

“互联网+”背景下代谢手术医患沟通主要有以下技巧：

1. 医者应重视人文、情感等非技术方面的交流　纵观目前的医患矛盾，究其原因主要集中在患者就医的预期与现实医疗服务的落差，即患者就医希望“物美价廉”，指的是优质的医疗服务、低廉的医疗价格、完美的医疗效果。而目前医学的发展使得大多数疾病不能“药到病除”。医生在与患者的沟通中，除了重视技术方面的因素之外，更应该重视人文、情感等非技术方面的因素。在与患者的沟通中做到耐心、细致，尽可能给患者满意的答案；当患者感到紧张焦虑时，应对患者进行心理疏导，尊重患者的知情同意权，把治疗方案、用药情况、检查和治疗费用以及病情预后及后续治疗情况等给予介绍，特别是贵重药品或大型医疗器械检查时应征求患者的意见并及时讲解各种治疗方案的利弊以及费用，以供患者做出合理选择。同时，为有效解决就医时医患沟通时间紧张的问题，医生可利用微信、QQ 等媒体工具延伸与患者之间的沟通交流。各专科可在诊室外公布微信公众号，对患者进行及时的答疑解惑，建立长效、实时交流模式，突破沟通障碍。

2. 培育患者科学、正确利用网络的意识和习惯　患者信息素养和健康素养关系到医患沟通的效率和效果。因此，如何提高患者的健康素养和信息素养，从网络中获益是需要考虑的重点。首先，患者应当借助网络提供的便捷信息，加强对医学知识的了解，减少医患交流中信息的不对称，客观看待自身疾病和诊疗结果；其次，患者通过网络对医学知识有了深入了解，增加了自身风险意识，降低对医学的过高期望，学会站在医生的角度理解疾病；再者，患者应提高自身素质，合理利用网络获取医学知识，不偏激、不过度。尤其是在与医生沟通时，发现与自己在网络上查到的知识不符时，应理性对待。同时，在通过网络进行自身疾病查询外，还需要进行医学科普知识的学习，掌握常见病、慢性病和传染病的预防保健知识，了解一些常见检查的适应证和禁忌证，提高健康素养。另外，积极参加相关机构的培训和讲座，主动向家人和医务人员请教，患者要逐步适应信息时代的变化，培养自身利用网络学习和获取资源的意识和习惯，不断提高自身的网络应用能力。

3. 注重健康教育，引导患者树立正确的医疗观　要充分利用互联网的优势，深入持续地向患者和大众宣教健康科普知识，提高患者的健康素养及“互联网+”环境下的就医理念、意识和习惯。

三、代谢手术“个案管理”沟通

（一）“个案管理”沟通的重要性

个案管理（case management）是针对一定的健康问题所进行的医疗服务过程。美国个案全程管理协会将个案管理定义为：通过与患者的交流并协调可利用的资源来满足个人的健康需求，从而促进高质量的、具有成本效益的医疗结局。国外已经成熟地将个案管理模式贯穿于糖尿病患者的整个过程中，为患者提供全程管理和无缝连接多种医疗服务，对提高医疗、照护质量，减少相关医疗花费等方面获得了显著成效。通过个案管理是对代谢手术良好的补充。个案管理师将全程参与和管理该患者的诊疗、随访。配合患者的诊疗需要，个案管理师负责指导临床护理；结合疾病诊疗方案的需要，由个案管理师负责协调相关医疗资源，进行 MDT；对患者在诊疗过程中咨询的问题进行解答和解决；患者出院后，个案管理师将做好患者的随访工作，强化患者的自我管理直至诊疗结束。以代谢手术患者为例，纳入个案管理的患者，不仅接受代谢手术，同时接受个案管理师的“管理”。如定期的健康宣教；定时的复诊提醒；饮食、运动、血糖控制等与糖尿病相关的事项，也会由个案管理师督导。这一举措为患者提供更多的医疗资源，增加患者与照顾者对疾病的认知，加快代谢手术的康复。提高照护技巧，减少门诊、急诊的就诊次数，降低住院率，提升患者医疗服务满意度。

（二）“个案管理”沟通存在的问题

代谢手术个案管理师需要联合医生为每位患者制订个性化的饮食、运动计划，告知正确的生活方式，密切与患者沟通，调动患者的主观能动性。但代谢手术个案管理沟通中还存在如下问题：

1. 个案管理师角色模糊与角色冲突并存现象严重。

2. 对个案管理与个案护理的认知障碍。由于大部分医疗机构的个案管理是由护理人员在执行，造成部分人认为个案管理就是简单的个案护理。

3. 人力资源缺乏。由于我国医疗资源主要集中在大中型医疗组织机构中，大部分社区的人力资源缺乏。尽管小部分社区对于慢性疾病的照护已经延续到了社区和家庭，并形成了相关的随访体系，但国内大部分地区还没有实现真正意义上的长期照护个案管理。

（三）“个案管理”沟通流程与要求

1. 解释管理方案　收案前向个案解释本方案目的及需配合定期回诊事项。

2. 创建管理档案　加入个案管理列表、基本信息录入，与个案建立联系。

3. 首次评估　内容包括教育水平、经济状况、家庭支持系统、接受相关疾病科普情况、既往医疗依从性情况、饮食运动习惯、营养状态。

4. 设定目标　与个案共同讨论设定行为改变目标，如饮食改变目标、运动行为改变目标、个案化减重目标等。

5. 制订计划　与个案共同讨论制订管理计划，如自我血糖监测方案、饮食处方、运动处方、全年随访计划。

6. 回诊安排　说明下次检查项目注意事项，发放回诊预约单。由于还没建立信任关系，在解释管理方案时，需要耐心、仔细、换位思考，取得患者的信息，以达到预期的沟通效果。特别是进行首次评估时，涉及一些患者不愿透露的事宜，需要在建立信任的基础上巧妙地进行提问。

第八章　糖尿病并发症及随访沟通

糖尿病的危害主要来自并发症，糖尿病发生合并症后其病情更为复杂和严重，且不同类型并发症具有各自的防治特点。糖尿病不同的防治方式方法都需要对患者的效果进行随访，以便及时调整和改进。在糖尿病并发症的预防和诊疗、糖尿病患者的随访过程中，医护人员具备良好的医患沟通技能，实施有效的医患沟通，对改善患者的就医体验、治疗结局及医患关系有着重要的意义。

第一节　糖尿病并发症概述

一、糖尿病急性并发症

（一）糖尿病酮症酸中毒

糖尿病酮症酸中毒是由于胰岛素严重缺乏和升糖激素不适当升高引起的糖、脂肪和蛋白质代谢严重紊乱的综合征，临床以高血糖、高血清酮体和代谢性酸中毒为主要表现。1 型糖尿病有发生酮症酸中毒的倾向；2 型糖尿病亦可发生。该病的发生常有诱因，包括急性感染、胰岛素不适当减量或突然中断治疗、饮食不当、胃肠疾病、脑卒中、心肌梗死、创伤、手术、妊娠、分娩、精神刺激等。

（二）糖尿病高血糖高渗状态

高血糖高渗状态是糖尿病的严重急性并发症之一，临床以严重高血糖、血浆渗透压显著升高、脱水和意识障碍为特征。通常起病隐匿，一般从开始发病到出现意识障碍需要 1～2 周，偶尔急性起病，为 30％～40％无糖尿病病史。常先出现口渴、多尿和乏力等糖尿病症状，病情逐渐加重出现典型症状，主要表现为脱水和神经系统两组症状和体征。通常患者的血浆渗透压＞320 mOsm/L 时，即可以出现精神症状，如淡漠、嗜睡等；当血浆渗透压＞350 mOsm/L 时，可出现定向力障碍、幻觉、上肢拍击样粗震颤、癫痫样发作、偏瘫、偏盲、失语、视觉障碍、昏迷和阳性病理征。

糖尿病酮症酸中毒和高血糖高渗状态是糖尿病的严重急性并发症，如抢救治疗不及时，可危及患者生命。如能早期发现和积极抢救，充分补液，可以明显降低死亡率。加强医患沟通，增强糖尿病患者和家属对急性并发症的认识，建立医患信任的桥梁，是预防和治疗疾病的主要措施，并有利于本病的早期诊断和治疗，改善预后。

二、糖尿病慢性并发症

（一）糖尿病肾病

糖尿病肾病是指由糖尿病所致的慢性肾脏疾病。我国20％～40％的糖尿病患者合并糖尿病肾病，现已成为慢性肾脏疾病和终末期肾病的主要原因。糖尿病肾病的危险因素包括年龄、病程、血压、肥胖（尤其是腹型肥胖）、血脂、尿酸、环境污染物等。诊断主要依赖尿白蛋白和肾小球滤过率水平，治疗强调以降血糖和降血压为基础的综合治疗，规律随访和适时转诊可改善糖尿病肾病预后。

（二）糖尿病视网膜病变

糖尿病视网膜病变是糖尿病最常见的微血管并发症之一，也是处于工作年龄人群第一位的不可逆性致盲性疾病。糖尿病视网膜病变尤其是增殖期视网膜病变，是糖尿病特有的并发症。糖尿病视网膜病变的主要危险因素包括糖尿病病程、高血糖、高血压和血脂紊乱，其他相关危险因素还包括糖尿病合并妊娠。另外，缺乏及时的眼底筛查、吸烟、青春期发育和亚临床甲状腺功能减退也是糖尿病视网膜病变的相关危险因素。

（三）糖尿病神经病变

糖尿病神经病变是糖尿病最常见的慢性并发症之一，病变可累及中枢神经及周围神经，以后者多见。糖尿病神经病变的发生与糖尿病病程、血糖控制等因素相关，病程达10年以上者，易出现明显的神经病变临床表现。糖尿病中枢神经病变是指大脑、小脑、脑干、脊髓1级运动神经元及其神经纤维的损伤，另外还包括在脊髓内上行的感觉神经纤维的损伤。糖尿病周围神经病变是指周围神经功能障碍，包含脊神经、颅神经及植主神经病变，其中以远端对称性多发性神经病变最具代表性。

（四）糖尿病性下肢血管病变

糖尿病患者下肢动脉病变通常是指下肢动脉粥样硬化性病变。其患病率随年龄的增大而增加，糖尿病患者与非糖尿病患者相比，该疾病发生的危险性增加2倍。在我国，多次大样本的调查显示，根据踝肱指数（ABI）检查结果判断，50岁以上合并至少一种心血管危险因素的糖尿病患者中，五分之一左右的患者合并下肢动脉粥样硬化性病变。

（五）糖尿病足

糖尿病足是糖尿病最严重和治疗费用最高的慢性并发症之一，重者可以导致截肢和死亡。我国50岁以上糖尿病患者1年内新发足溃疡的发生率为8.1%，治愈后糖尿病足溃疡患者1年内新发足溃疡的发生率为31.6%。2012至2013年的调查发现我国糖尿病足溃疡患者的总截肢（趾）率19.03%；糖尿病足溃疡患者的年死亡率为14.4%，而截肢后的5年死亡率高达40%。因此，充分预防和治疗足溃疡对降低截肢率及死亡率具有重要意义。

慢性并发症是糖尿病防治的重点和难点，日常的糖尿病处理都是以减少和延缓慢性并发症为指导，早防早治和综合防治是糖尿病慢性并发症防治的基本原则，这是克服目前糖尿病慢性并发症治疗低效益和高费用的根本出路。

第二节　糖尿病并发症沟通的问题及技巧

一、糖尿病并发症医患沟通中的常见问题

（一）解释病情中的常见问题

1. 医患双方看待疾病的方式不同　对并发症的解释必然涉及对病因的解释，以及对疾病因果关系的理解。基于不同的文化、教育背景，不同人对同一现象的因果关系理解可能有非常大的差异。

2. 医患沟通内容存分歧　在家长制医患关系中，医生容易会自主地谈论如何对并发症进行治疗，而患者可能想知道关于并发症诊断、病因和预后方面的更多信息，导致医生和患者沟通内容出现差异。对自主性要求比较高的患者，在对病因并不理解的情况下，对治疗的依从性可能不会高。

3. 医患信息不对称 医生通过多年的培训学习，已经能够对各种复杂的糖尿病并发症有良好的科学理解。但对普通的患者而言，要听懂那么多的医学术语，如“糖尿病酮症酸中毒、高血糖高渗状态”等，并且在科学层面理解并发症的病因、治疗等确非易事。于是，在具体的解释过程中就容易出现偏差或误解，患者对医生的解释并没有真正理解。

4. 心理应激影响沟通效果 糖尿病急慢性并发症的进展往往为相对严重性的疾病状态，对任何人而言都是一个重大的心理应激，患者及其家属可能会出现强烈的心理应激反应，如焦虑、紧张、愤怒、质疑，等等，对医生的解释根本听不进去。

（二）协商治疗中的常见问题

协商治疗中最为核心的问题是患者的依从性，特别是慢性并发症，需长期贯彻治疗，治疗不依从的常见原因有：

1. 医患不信任 糖尿病患者的就诊体验不良，对医生的医术、医德不信任。这个问题可能来自医生，即医生确实是对并发症的诊治能力及经验不足；也可能来自患者，即患者对医生的挑剔、普遍信任度低，或信任网络中非专业化信息。

2. 医生家长式模式的沟通 在医生与患者的对话中，医生决定将要谈论的相关并发症的话题，而患者只是被告知对所发现异常的治疗方案。但现实操作中，患者可能期待的并不是权威式的医患关系，这样必然会给患者或家属带来不快，引起对方情绪或行为上的对抗。

3. 患者对治疗理解不足 由于对并发症解释不到位，患者对医生的治疗信息不明白、不理解时，对治疗的信心就会很低，很可能对治疗犹豫不决；尤其是糖尿病慢性并发症是需要长期贯彻治疗，且不可治愈，这时就很容易对医生和治疗产生怀疑，不再依从治疗。

4. 患者对并发症有不同的认识 有的患者对糖尿病并发症有一定理解，当这个理解与医生的理解一致时治疗依从性会更高，而不一致时，则可能就“道不同，难以为谋”了。这种情形的出现可能来自医生的解释不到位，也可能来自患者的理解误差。

5. 患者的心理影响 患者患有严重并发症时感到绝望、无助、失去信心，或是对慢性并发症需长期治疗感到无望，都可能使患者产生消极被动的反应，不能很好依从治疗。

二、糖尿病并发症医患沟通技巧

（一）解释病情沟通技巧

此部分的沟通技巧在于医生需要以患者为中心、重点了解患者希望被告知的并发症相关信息，尽量用患者能听懂的语言给患者做并发症的临床解释，同时需关注患者的情绪反应，特别是有些患者在被告知严重并发症时需要允许患者有接受病情及处理情绪的时间，在解释完毕后应最后核实患者是否真正的理解了医生对相关并发症做出的解释。

1. 解释前的倾听及准备　医生在向患者解释病情前，首先应是一个倾听者。医生要允许并倾听患者完成他的叙事，即使内心觉得已经足够了解患者对并发症的苦恼，应该将话题转移到并发症的解释工作中去，但也需先向患者总结自己了解的信息，并采用建议性的方式来转移沟通内容。例如，您刚才说的患病经历我已经明白了，我对您表示同情和理解，但有些并发症相关问题我需要进一步跟您沟通，您可能还有想说的，这之后您还可以再补充，可以吗？

2. 解释过程中的注意要点　在倾听患者的叙述之后，医生应该可以判断出患者目前对糖尿病及并发症的理解程度以及是否合理。有些患者认为“一旦出现糖尿病并发症，失明、截肢、肾衰竭等结局是不可避免的，又或者认为并发症可能无需治疗”，患者出现这些想法，可能是患者缺乏相应的医学知识或理解出现误差，也可能是患者获取知识的渠道有问题，导致自身被误导；患者的心理因素也经常会对患者的认知产生影响，可能会出现对并发症过度担心，或一定程度上因焦虑、恐惧而逃避、漠视并发症的存在。所以解释并发症病情时要注意兼顾患者的知识水平和心理水平，这样更利于顺利沟通。解释中应注意以下几点：①尽量避免使用专业术语。医生应该使用患者能够理解的语言，如果患者医学知识了解不多，应尽量减少术语使用；如果使用术语，一定要解释清楚其意义。②注意情绪变化。对于并发症病情解释时首先应对患者的心理水平有适当的判断，不能盲目的默认患者处于理性、成熟的情绪状态，尤其是在面对一些严重并发症的应激时，在整个的沟通过程中，医生要时刻注意患者的情绪变化，并随时针对这种情况做出专业的判断，同时给予患者专业的反馈和解释。③强调重点信息。对患者而言，一次交谈的相关并发症的信息很可能过大，因而在交谈过程中应向患者说明需要重点理解和记忆的信息。

3. 解释后的效果评价　医生在对并发症病情解释完成后，可以对患者再次简要回顾重点信息，对交谈的重要内容做出总结，同时核实患者的理解，这里可以使用一些简单的问答方式，如“说说您现在对糖尿病视网膜病变有哪些了解”。根据患者的解答判断此次病情解释工作的结果。

（二）协商治疗方案沟通技巧

1. 制订前的探询　首先明确患者对并发症治疗的了解情况，比如“您认为针对糖尿病肾病目前有哪些可行的检查和治疗”。根据患者对该问题的回答可以有针对性地以适合患者理解水平的方式提供更多的信息，以利于达成一致性治疗意见。

2. 制订中的要点　包括：①说明治疗方案。医生应以患者能理解的方式和语言解释并发症的治疗方案，并向患者核实是否理解。重要的是，在协商相关并发症的治疗中，医生与患者共同决定。②协商方案。可能患者的决策不是医生认为最佳的医学决策，医生可以询问患者的决策考虑，适当地提出自己的建议，尽量协商一个双方都可以接受的方案。医生有着更专业的医学知识，也可以推荐治疗方案。③治疗的障碍。有些患者的治疗不能依从，主要是在具体治疗过程中存在一些困难，例如有些并发症需长期治疗，存在治疗费用较高及治疗后的疗效等问题。如果患者针对这些障碍能够有清晰的认识和计划，那么就能保证治疗依从性。

3. 制订后的总结　告知紧急就医途径，安排随访。最后，让患者再总结并发症相关的重要信息和双方共识，“为确保一切都清楚了，您能总结一下您该做些什么吗？我也总结一下我该做的。”并告知患者出现紧急情况时能获得医疗护理的途径，安排随访。

三、糖尿病急性并发症医患沟通

糖尿病的急性并发症，是指糖尿病的急性代谢紊乱，常见的为糖尿病酮症酸中毒、高血糖高渗状态等，起病相对急骤，早期发现和积极治疗，预后良好，但抢救治疗不及时，也可危及患者生命。正确运用医患沟通技巧，建立医患信任的桥梁，有利于增强患者对糖尿病急性并发症的认识，改善疾病的预后。

（一）糖尿病急性并发症患者沟通重点及难点

1. 病情解释时，不同的文化、教育背景对同一现象因果关系理解存在差异。对于疾病过度解读而感觉不安或低落，或者漠视急性并发症的发生，认为医生夸大了疾病的危害性。

2. 治疗方案实施时，患者往往易忽略自身行为对治疗效果的重要性，如按医嘱按时按量饮水，记录尿量，定时定量就餐，注射胰岛素等。

3. 1型糖尿病患者易发生糖尿病急性并发症，如酮症酸中毒，平时规律注射胰岛素治疗可极大地减少或避免其发生，患者及家属常常难以理性的接受医生的治疗方案，而误信偏方，导致患者酮症酸中毒反复发生。

（二）糖尿病急性并发症患者沟通技巧

1. 以患者为中心，结合糖尿病患者的背景去诠释患病对患者的意义，继而以与患者聚焦的对话去解释疾病相关的医学信息。

2. 协商治疗时了解患者的倾向、价值观，尊重每个患者的自主性，提高患者对自己承担责任的能动性，增强患者治疗疾病的信心。

3. 急性并发症纠正后，重点是预防再次发生，这需要患者出院后有良好的依从性。医生应在患者出院前加强患者对糖尿病急性并发症的理解，提高患者出院后治疗的依从性，避免急性并发症的再次发生。

糖尿病急性并发症患者沟通案例：

病例：患者，男性，28岁。此次入院主诉为“咳嗽、恶心、呕吐2天”。患者诊断“1型糖尿病”10年，近2年自行将原来的“三短一长”胰岛素降血糖方案改成了每天2次预混胰岛素注射，血糖控制不理想。2天前淋雨受凉后出现咳嗽、咳痰，随后出现了恶心、呕吐，口干明显，伴气促。急诊查血气分析提示pH 7.066，氧分压112 mmHg（吸氧），二氧化碳分压27.6 mmHg，碳酸氢根12.1 mmol/L，血糖29.9 mmol/L，酮体8.69 mmol/L，肺部CT提示右肺中叶渗出性病变。由急诊科收住内分泌病房住院治疗。

分析：①患者是青年男性，初中文化，流水线工人，糖尿病史10年，文化程度不高、既往治疗依从性欠佳。②患者认为自己既往入住医院的次数并不多，不能理解为什么一个小小的“感冒”会这么不舒服。③患者本人依从性不佳，但目前治疗紧迫，应与患者及家属共同进行病情沟通，借助家人的理解及配合达到一致性治疗目的。

病情告知技巧：①在向患者解释病情前，结合患者的文化背景，耐心倾听患者的不适及疑问，了解到患者的疑惑，医生适时地将话题转移到生物医学层面上。②从糖尿病酮症酸中毒的疾病特点出发、结合患者病情进行解释，尽量减少专业术语的使用，强调重点信息，帮助患者正确解读该疾病。③解释的过程中注意患者情绪的变化，明确患者是否存在对于疾病过度解读而感觉不安或低落，医生应做出专业的判断，必要时给予患者专业的反馈和解释。

治疗沟通技巧：①首先明确患者对糖尿病酮症酸中毒治疗的了解情况，根据患者对该问题的回答可以有针对性地以适合患者理解水平的方式提供更多的信息，以利于达成一致性治疗意见。②告知患者目前阶段的治疗方案，强调医患配合及自身行为对治疗的重要性，如遵医嘱饮水、准确记录进水量及尿量等，提高患者的治疗能动性及战胜疾病的信心。③糖尿病急性并发症纠正后，应再次向患者强调预防的重要性，可结合实例分析，提高患者出院后治疗依从性。

四、糖尿病慢性并发症医患沟通

糖尿病对人体最大的危害，就是来自糖尿病的慢性并发症。糖尿病患者如果血糖控制不理想，随着病程的延长，高血糖会对多个器官造成损害，出现糖尿病的慢性并发症，可能会引起失明、尿毒症、心肌梗死、脑梗死。糖尿病足更是一种严重的慢性并发症，花费大，疗效差，严重的还需要截肢。医生实施有效的医患沟通是临床治疗的需要，对患者的治疗结局有重大意义。

（一）糖尿病慢性并发症患者沟通重点及难点

1. 患者认为慢性并发症不会危及生命，认定医生所述的慢性并发症的危害性纯粹是危言耸听。

2. 慢性并发症一旦确诊，一般不可逆转，需长程治疗，由于患者文化程度的不同，可能导致对疾病的特点及医嘱的依从性不同。

3. 严重慢性并发症的患者，可能出现严重心理负担，甚至自暴自弃。

（二）糖尿病慢性并发症患者沟通技巧

1. 对于病情不够重视的患者，沟通过程中需反复明确告知病情，以及慢性并发症可能导致的严重不良结局。同时可结合科普文章、宣传小册、具体实例等提高患者对病情的重视。

2. 病情解释时应对患者心理水平有适当的判断，鼓励患者正确对待疾病，消除悲观厌世情绪。

3. 医生应尽量使用患者能够理解的语言，减少医学术语的使用，可让患者简单讲解对疾病的了解，提高患者参与治疗的意识。

糖尿病慢性并发症患者沟通案例：

病例：患者，女性，65岁。因“多尿、多饮16年，左足溃烂1个月”就诊。患者一直口服“二甲双胍”治疗，既往血糖未定期复查。3年前开始出现双足麻木，末梢为主，偶有疼痛，自觉四肢末梢发凉，尚能忍受，未重视，1个月前泡脚后出现左足背水疱，后水疱破溃，溃烂逐渐扩大变深，自行使用乙醇消毒后未见好转，溃烂面出现脓性分泌物，于附近诊所输液治疗仍未好转。既往有“冠心病”史10年。入院后查自主神经功能检查提示双下肢温度觉、压力觉和震动觉减退，针刺觉、踝反射正常，左下肢ABI 0.85，右下肢ABI 0.93，四肢神经肌电图提示：双侧胫神经、腓总神经感觉传导障碍。双下肢动脉彩超提示：双下肢动脉多发细小斑块形成，测空腹血糖18 mmol/L。

分析：①患者文化程度不高，既往对糖尿病慢性并发症的认识不足，没有规范治疗，不明白为什么只是泡了个脚就烂成这样了？②患者目前糖尿病足溃烂严重，对治疗效果和预后感到担忧，患者可能有自暴自弃心理，应注意给患者治疗信心。③患者糖尿病病史长，目前合并多种慢性并发症，包括冠心病等。有发生心血管不良事件的风险，治疗不能仅限于足部病变，应为患者提供综合性的长程治疗方案，同时要取得患者的知晓和配合。

病情告知技巧：①患者合并多种慢性并发症，可从解析患者的检查结果入手，循序渐进地告知患者该慢性并发症的相关医学信息。②糖尿病足是糖尿病最严重和治疗费用最多的慢性并发症。患者可能会出现严重的心理应激反应，解释的过程中注意患者情绪的变化，明确患者是否存在对于疾病过度解读而感到恐惧或对于并发症的治疗失去信心，或者是否存在医患不聚焦等情况，此时医生应做出专业的判断，并给予患者专业的反馈和解释，增强患者战胜疾病的信念。③病情告知既要解释已有的病情，又要强调预防心血管事件的重要性，可借助患者家人的关怀鼓励患者正确对待疾病。

治疗沟通技巧：①结合患者目前对疾病治疗的理解，适时加入综合治疗的理念。②糖尿病慢性并发症不可治愈但可控制，控制良好不影响寿命，介绍治疗方案的具体实施，提高患者配合治疗的积极性和主观能动性。③患者糖尿病足病控制后应向患者强调长程治疗的重要性，提高患者出院后治疗依从性，减少恶性终末事件的发生。

第三节　糖尿病随访沟通

一、糖尿病患者随访的目的与原则

（一）随访目的

医护人员通过上门服务、门诊、电话等方式进行糖尿病患者的随访，力求达到以下目的：

1. 评估治疗效果，及时调整治疗方案，规范治疗，提高患者规范治疗的依从性，促进血糖稳定维持在目标水平。

2. 有效控制血糖、血压、血脂等相关指标在目标范围内，预防或延缓糖尿病并发症。

3. 监测血糖、血压、血脂，以及糖尿病并发症/伴发疾病的变化。

4. 充分发挥综合医院和社区卫生服务机构的优势，使不同情况的糖尿病患者既可得到有效的治疗和连续性照顾，又能减轻就医负担。

（二）随访原则

1. 个体化原则　根据患者病情，确定分类管理水平。同时考虑患者个人需求、心理及家庭等因素，制订个体化的随访计划。

2. 综合性原则　干预和管理应包括非药物治疗、药物治疗、相关指标和并发症监测、健康教育、患者自我管理及对患者自我管理的支持等综合性措施。

3. 指导性原则　激发患者主动参与的意愿，提高患者主动参与的能力，为患者提供咨询等健康指导。

4. 及时性原则　定期为患者进行病情和相关因素的评估，及时发现问题，并采取适当的干预措施。

5. 连续性原则　社区卫生服务机构和综合医院共同进行管理。根据患者病情，按照转诊条件和转诊路径进行转诊，保证患者在综合医院和社区卫生服务机构之间一体化的连续动态管理。

二、糖尿病患者的随访内容

（一）常规化管理

1. 常规化管理　是指通过常规的治疗方法（包括饮食、运动等生活方式的改变），以及符合患者病因和临床阶段分型而制订的个体化方案，就能有效控制患者糖脂代谢以及血压、糖化血红蛋白等指标在目标范围内的管理。

2. 常规化管理对象　主要包括：血糖水平比较稳定患者；无并发症或并发症稳定的患者；不愿参加强化管理的患者；通过强化管理后已排除强化管理条件的患者。

（二）强化管理

1. 强化管理　是指在常规管理的基础上，对强化管理对象实行血糖、糖化血红蛋白、血压、血脂、体重等检测指标更全面，检测频度更高，治疗方案调整更及时的管理。

2. 强化管理对象　主要包括：已有早期并发症的患者；自我管理能力差的患者；血糖控制情况差的患者；其他特殊情况，如妊娠、围手术期患者，1型糖尿病（包括成人迟发性自身免疫性糖尿病 LADA），治疗上有积极要求的患者，相对年轻、病程短的患者。

（三）常规化和强化管理下的随访内容与要求

从了解患者一般情况、药物和非药物治疗情况、健康教育和患者自我管理情况、临床检测指标变化情况等方面，明确随访的内容与要求（表8-1）。

表8-1　糖尿病患者随访内容与要求

	随访内容	常规管理	强化管理
1	了解患者病情症状、体征、血糖、血压的指标及治疗随访情况	每年至少6次	每年至少12次
2	非药物治疗的指导[①]	每年至少6次	每年至少12次
3	合理用药指导	每6个月至少评估1次	每3个月至少评估1次

续表

	随访内容	常规管理	强化管理
4	健康教育和患者自我管理指导②	每年至少 6 次	每年至少 12 次
5	血糖监测	每周 1 次。有条件者可做每周 1 次空腹血糖，1 次餐后 2 小时血糖。	由医生确定血糖测量次数。对于病情稳定的患者，每天 1 次测量，有条件者每天 1 次空腹，1 次餐后 2 小时血糖。
6	血压监测	血压要控制在 130/80 mmHg 以下，未达标者要加强日常监测，至少 1 个月 1 次，未伴发高血压者，至少每年 1 次。	血压要控制 130/80 mmHg 以下，未达标者要加强日常监测，至少 1 个月 1 次，未伴发高血压者，至少每年 1 次。
7	体重监测	每次随访测量	每次随访测量。
8	糖化血红蛋白监测	每 6 个月 1 次	每 3 个月 1 次。
9	尿微量白蛋白监测	每年 1 次	每年 1 次。
10	心电图监测	每年 1 次	每年 1 次。
11	尿常规监测	每年 1 次	每年 1 次。
12	神经病变监测	每年 1 次，有病变的及时就诊；检查内容主要包括询问主诉，感觉运动神经检查等。	每年 1 次，有病变的及时就诊；检查内容主要包括询问主诉，感觉运动神经检查等。
13	视网膜检查	每年 1 次，视网膜增殖期患者，随时眼科就诊。	每年 1 次，视网膜增殖期患者，随时眼科就诊。
14	足部检查	每年 1 次，有病变及时就诊。	每年 1 次，有病变及时就诊。
15	颈动脉超声检查	选择性做	60 岁以上、伴高血压、高血脂、缺血性心脑血管疾病、周围血管疾病的糖尿病患者每年 1 次。

注：①包括饮食治疗指导、运动治疗指导、心理治疗指导、体重控制指导、戒烟指导等。②包括糖尿病及相关并发症防治知识和技能，患者自我管理的知识和技能，提高患者随访管理的依从性等。

三、糖尿病随访中的告知与教育

（一）告知的事项

1. 告知主管医生是谁。

2. 告知生活方式的调整可有效降低血糖并降低其他并发症的危险因素，降低降血糖药的数量和剂量。

3. 告知其他疾病可使血糖控制失败。

4. 告知不要随意停用口服降血糖药或胰岛素。

5. 告知要保证进食、运动和药物使用间的平衡。

6. 告知要避免过度饮酒。

7. 告知要在病情不稳定时每天至少测 4 次血糖或每天至少测 2 次尿酮。

8. 告知如持续呕吐、腹泻或困乏，应立即到医院就诊。

9. 告知其他应注意的事项。

10. 告知下次随访的时间。

（二）教育的事项

1. 讲清楚糖尿病及严格控制血糖的意义，及时、按时体检的重要性。

2. 讲清楚糖尿病的症状，即多饮、多食、多尿，体重减轻，治疗过程中要警惕低血糖反应或低血糖昏迷的出现并发症的危险性，特别是足部护理的重要性。

3. 讲清楚个体化的治疗目标，以及合适的生活方式、饮食方案和规律锻炼的重要性。

4. 讲清楚饮食、体育活动、口服抗糖尿病药物、胰岛素（包括使用方法和如何调整用量）或其他药物之间的相互作用。

5. 讲清楚如何应付低血糖、应激及外科手术等紧急状态，患糖尿病的妇女在妊娠期要给予特别的注意事项。

附 录

医学生医患沟通技能评价（SP 评价）量表

老师，您好，这是一份对医学生医患沟通能力评价的调查问卷，本次调查的目的是通过收集客观评价数据来进一步验证和完善 SP 评价量表，从而为测量医学生医患沟通能力提供适宜的评价工具。请您理解每一个句子，然后考虑其在多大程度上符合实际情况，请您在最符合的实际情况的选项上打“√”。调查的结果仅做研究之用，因此您不需要有任何顾虑，谢谢您的合作。

学生姓名：＿＿＿＿＿＿ 自身专业：＿＿＿＿＿＿ 轮科科室：＿＿＿＿＿＿
学号（编号）：＿＿＿＿＿ 学生性质：□本科生 □实习生 □硕士研究生 □规培生
病 种：＿＿＿＿＿＿ 评价时间：＿＿年＿＿月＿＿日

<table>
<tr><th rowspan="2">维度</th><th rowspan="2">评价项目</th><th colspan="5">评分</th></tr>
<tr><th>1 分
无</th><th>2 分
很少</th><th>3 分
少部分
达到</th><th>4 分
大部分
达到</th><th>5 分
完全
达到</th></tr>
<tr><td rowspan="5">人文关怀</td><td>1. 医生检查我身体时注意人文关怀（关心我是否有不适等）。</td><td></td><td></td><td></td><td></td><td></td></tr>
<tr><td>2. 医生有注意保护我的隐私。</td><td></td><td></td><td></td><td></td><td></td></tr>
<tr><td>3. 医生关心我医疗费用的承受能力。</td><td></td><td></td><td></td><td></td><td></td></tr>
<tr><td>4. 医生关心并理解我患病时的感受。</td><td></td><td></td><td></td><td></td><td></td></tr>
<tr><td>5. 医生对我的焦虑给予安慰和鼓励。</td><td></td><td></td><td></td><td></td><td></td></tr>
</table>

沟通内容	6. 医生询问了我的基本信息、发病经过、生活习惯。					
	7. 医生告诉了我考虑的诊断、并提供治疗方案选择及利弊分析。					
	8. 医生告诉了我生活注意事项及疾病保健知识。					
	9. 医生向我解释了检查理由并介绍了检查方式。					
	10. 医生告诉了我用药及治疗注意事项。					
	11. 医生询问了我近期看病治疗情况。					
沟通态度	12. 医生肢体语言友好，包括眼神交流、手势等。					
	13. 医生耐心地倾听。					
	14. 医生语言通俗易懂，避免了使用医学专业术语。					
沟通效果	15. 我了解了疾病治疗可能的效果。					
	16. 我了解了所患疾病的原因和诊断。					
	17. 我了解了并认同医生的治疗方案。					
评价与反馈						
SP 反馈： SP 签字：						

评分参考标准

1. 医生检查我身体时会注意保护我，尽量避免引起我不舒服，如天冷时先把手捂热再检查我的身体。

2. 医生注意保护我的隐私，如检查身体时注意关门拉窗帘，询问敏感问题时会征求我的同意。

3. 医生告知我治疗大概所需的费用，适当告知花费明细及医保报销比例，关心我的承受能力。

4. 医生对我表现出来的痛苦表示理解而不是否定。

5. 医生对我表现出来的焦虑给予安慰而不是打击，对我表现出来的忧虑给予鼓励而不是不屑。

6. 医生了解并核对了我的基本情况，详细询问本次发病过程，引导我讲述疾病发展过程和就医感受，问及敏感问题时征求患者同意。

7. 医生告知了我可能的诊断结果及相关诊断依据，并分析了不同治疗方案的利弊，给予了我和家属时间，商议选择治疗方案。

8. 医生交代了我预防和恢复疾病的相关建议，强调了与疾病相关的保健知识（如建议戒烟或戒酒）。

9. 医生解释了做体格检查及特殊检查的理由及注意事项，征得了我的理解和同意。

10. 医生告诉我用药的作用机制及注意事项、可能的副作用等，并说明原因。

11. 医生详细询问了我近期就医的情况，包括发病情况、诊断、治疗方案和治疗效果。

12. 医生与我沟通时没有表示不敬或不礼貌的动作。

13. 我在陈述病情表达情绪时医生能够耐心地倾听，不会粗暴地打断我。

14. 医生在与我沟通时语言通俗易懂，避免了晦涩难懂的专业术语。

15. 我了解了疾病治疗可能会达到的效果并表示理解。

16. 我了解了所患疾病的可能原因和诊断。

17. 我了解并认同医生的治疗方案。

医学生医患沟通能力住院患者评价量表

尊敬的患者，您好，这是一份关于医学生医患沟通能力的调查问卷，调查的目的是收集真实的数据来完善评价量表，从而为测量医学生医患沟通能力提供有效的评价工具。另外了解当代医学生医患沟通能力的基本现状，为其沟通能力的改善提供一些有用的建议。

本次沟通是模拟您从入院至出院的情景来进行，您可以自然的配合医生来进行沟通，沟通中也可以有相关咨询，沟通完成后请您填写此问卷。答案无对错好坏之分，结果仅做研究之用，因此您不需要有任何顾虑，请放心地按真实情况来填写，谢谢您的配合。

学生姓名：__________ 自身专业：__________ 轮科科室：__________

学号（编号）：__________ 学生性质：□本科生 □实习生 □硕士研究生 □规培生

病　　种：__________ 评价时间：____年____月____日

维度	条目	评分				
		1分 无	2分 很少	3分 少部分 达到	4分 大部分 达到	5分 完全 达到
沟通态度	1. 医生耐心倾听我陈述病情、耐心讲解并安慰我。					
	2. 医生的沟通表情体现出关心。					
	3. 医生沟通语气温和、语调耐心诚恳、语言通俗易懂。					
	4. 医生表述诊疗方案时态度认真。					
	5. 医生询问我的发病情况条理清晰程度。					

疾病了解	6. 医生对该疾病的了解程度及诊治水平如何。					
	7. 医生详细了解我发病信息的程度。					
	8. 我同意医生对疾病的诊治方案。					
	9. 我对疾病的预防知识及健康生活方式了解多少。					
	10. 我对服用药物相关的知识了解多少。					
病情告知	11. 医生告诉我复诊的时间和出院后注意事项。					
	12. 医生告知我所患疾病的治疗效果。					
	13. 医生告知我疾病大概的恢复时间和大致费用。					
	14. 医生告知我用药的注意事项及可能发生的副作用。					
	15. 医生询问了我费用的承受情况。					
沟通效果	16. 我对自己所患疾病的危险性及并发症知道多少。					
	17. 我对自己所患疾病的原因和诱因知道多少。					
	18. 我对自己所患疾病的治疗方式及预后知道多少。					
病史采集	19. 医生有询问我发病的情况及个人生活习惯。					
	20. 医生有询问并核对我的个人信息。					
	21. 医生有询问我近期的看病和治疗情况。					
诊治解释	22. 医生有告知我为什么要做体格检查。					
	23. 医生向我解释各种检查的理由并告知我结果。					
	24. 医生告知我目前疾病的诊断。					
评价与反馈						
患者反馈： 患者签字：						

评分参考标准

1. 沟通语调有无不耐烦、打断患者说话、逼迫患者说出患者不愿说出的私密信息。

2. 说话时有无用适当的目光观看患者，有无用微笑、点头等鼓励性和肯定性的表情动作。

3. 有无语气生硬、批评或威胁性语言，否定性语言，贬义性或歧视性语言。

4. 根据患者对医学生的情绪反应，谈论患者感兴趣的话题引领患者阐述自己病情，与患者建立良好的沟通关系。

5. 医生是否详细询问患者的发病过程，是否条理清晰地询问患者本次的发病情况。

6. 医生对我所患疾病的了解程度及医生的诊治水平如何。

7. 医生通过问诊、体格检查、特殊检查对患者疾病了解的情况。深入挖掘信息，意译、复述或总结患者所提供的关键信息。

8. 患者是否对医生提供的治疗方案表示接受与认同。

9. 患者对于医学上健康生活方式的了解及认同情况。

10. 患者对于如何服用药物及相关注意事项的了解情况。

11. 告知患者复诊的时间（如药吃完后复诊、1个月后复诊）及注意事项（如携带本次诊治记录、X线片等）。

12. 告知患者疾病的转归，适当告知循证医学证据。针对疾病的病因或诱因提出预防措施和/或改进的意见；建议健康的生活方式并掌握患者执行情况（如建议戒烟或戒酒）。

13. 告知患者本次治疗的花费情况，适当给予大概治疗花费明细及医保报销比例。

14. 告知患者用药的作用机制及注意事项、副作用等，并说明原因和依据。

15. 医生是否询问患者对医疗花费预算的承受情况。

16. 患者对于疾病发生的危险性和相关并发症的了解情况。

17. 患者对于流行病学、病因情况的了解情况。

18. 患者对于疾病的系统治疗及疾病相关预后情况的了解情况。

19. 详细询问患者本次发病过程及诊治情况，思路清晰，谈吐清晰，引导患者自己讲述疾病发展过程和就医感受。问及敏感问题时需征求患者同意。

20. 了解患者的基本情况，询问并核对患者基本信息。

21. 详细询问患者发病信息、病史及体格检查，近期就医的情况，考虑什么诊断及治疗方案如何。

22. 对患者进行体格检查时需取得患者同意后进行。敏感部位体格检查应事先告知并取得患者同意。

23. 告知患者需进行某项抽血及特殊检查，给出的原因和依据。向患者解释为什么要等待诊断或检查结果以及需要等待的时间。

24. 告知患者最可能的诊断结果，并解释诊断的原因和依据。

医学生医患沟通能力教师评价量表

尊敬的教师，您好，这是一份医学生医患沟通能力的调查问卷，本次调查的目的是通过收集客观评价的数据来进一步验证和完善教师评价量表，从而为测量医学生医患沟通能力提供适宜的评价工具。答案无对错好坏之分，结果仅做研究之用，因此您不需要有任何顾虑，请放心地按真实情况来填写问卷，谢谢您的配合。

本次沟通为模拟患者入院初次接诊、询问病史、体格检查、制订诊疗计划、给予出院医嘱的情景来进行医患沟通，时长为7～10分钟。如沟通过程中，医学生未涉及以上考点，还请您给予适当的提醒。

学生姓名：________ 自身专业：________ 轮科科室：________

学号（编号）：________ 学生性质：□本科生 □实习生 □硕士研究生 □规培生

病　种：________ 评价时间：____年____月____日

维度	条目	评分				
		1分 不及格	2分 及格	3分 一般	4分 良好	5分 优秀
沟通态度	1. 接待态度、医者形象。					
	2. 沟通时耐心、与患者有互动。					
	3. 采用的沟通方式、方法恰当。					
	4. 沟通语言、语速、语调恰当。					
	5. 能够理解，并安慰、鼓励患者。					
	6. 保护患者身体、相关隐私信息。					
	7. 尊重患者的选择余地（选择权）。					

沟通内容	8. 对所获患者信息进行有效整理、判断。					
	9. 体格检查前、体格检查后有必要的沟通。					
	10. 实验室检查的必要性沟通。					
	11. 沟通疾病诊断、病情。					
	12. 诊疗经过专业、规范。					
	13. 患者有治疗方案的选择。					
	14. 诊治计划、步骤的沟通。					
沟通效果	15. 可取得患者信任，患者积极配合。					
	16. 沟通过程中的整体氛围好。					
	17. 沟通过程中医患的互动频率高。					
评价与反馈						
教师反馈： 教师签字：						

评分参考标准

1. 医学生是否热情接待患者，穿戴是否整齐，白大衣是否干净、听诊器等常用物品是否携带及正确佩戴。

2. 医学生与患者沟通中是否认真听取患者表述，有无表现出不耐烦、生硬打断患者讲话或不恰当制止患者说话；与患者沟通中是否有及时的回应如眼神交流、点头表示认可等。

3. 医学生是否以平等、轻松的方式与患者沟通，沟通中是否给患者造成心理压力或反感等其他不适；对某些特殊患者（如聋哑人、盲人患者）有无选择恰当的方法进行沟通。

4. 医学生有无语速过快或过慢、吐字不清楚、音量过低、语言不连贯或专业术语、书面语言过多造成患者不能理解或影响交流，医学生是否通俗化解释医学术语或适当用患者能听懂的语言进行沟通。

5. 医学生对患者的难处是否表示理解，是否对患者的悲伤、消极或其他不良情绪进行安慰，是否鼓励患者积极面对疾病。

6. 医学生是否有声明自己会保护患者个人信息及隐私，对涉及患者隐私问题的提问是否恰当，对患者隐私部位的体格检查是否注意保护如拉上窗帘、让无关人员回避等。

7. 告知疾病的治疗方法、发展方向及好转或恶化可能出现的情况，给予患者选择余地。

8. 对所获患者信息如年龄、性别、基本临床表现、疾病史及诊疗情况等进行有效整理、判断。

9. 告知患者需要进行体格检查操作，并采取沟通措施使患者放松，告知患者配合操作的方法。

10. 对实验室检查的目的、优点、不足、对诊断及治疗的帮助进行有效的沟通。

11. 告知患者疾病诊断结果，病情轻重程度及可能的发展方向、大致的治疗时间。

12. 诊疗经过专业、规范，治疗过程中全面细致告诉患者要进行的治疗内容，适当告知注意事项。

13. 告知患者各种治疗方案，并说明各种方案的优劣，推荐最优方案或让患者自己选择。

14. 告知患者详细的诊疗计划、步骤，并告知治疗过程中的注意事项。

15. 在整个沟通过程中，患者会出于医生的良好沟通，对医生产生信任，对诊疗配合积极度高。

16. 沟通过程中的整体氛围融洽，不会让患者感到尴尬或不好的感受。

17. 沟通过程中，医生会引导患者来进行有效沟通和交流，与患者的互动频率高。

医学生医患沟通能力自我评价量表

学生，你好，这是一份医学生医患沟通能力的调查问卷，本次调查的目的是通过收集客观评价的数据来进一步验证和完善医学生自我评价量表，从而为测量医学生医患沟通能力提供适宜的评价工具。答案无对错好坏之分，结果仅做研究之用，因此您不需要有任何顾虑，请放心地按真实情况来填写问卷，谢谢您的配合。

本次沟通以住院患者为沟通对象，您需从入院初次接诊、询问病史、体格检查、制订诊疗计划、给予出院医嘱的5个连续性的情景来与患者进行沟通，时长请控制在7～10分钟。

<table>
<tr><td colspan="7">学生姓名：________　自身专业：________　轮科科室：________
学号（编号）：________　学生性质：□本科生　□实习生　□硕士研究生　□规培生
病　　种：________　评价时间：____年____月____日</td></tr>
<tr><td rowspan="2">维度</td><td rowspan="2">条目</td><td colspan="5">评分</td></tr>
<tr><td>1分
未做到</td><td>2分
很少
做到</td><td>3分
基本能
做到</td><td>4分
经常能
做到</td><td>5分
完全能
做到</td></tr>
<tr><td rowspan="7">沟通
内容</td><td>1. 详细告知患者疾病治疗方案及利弊情况。</td><td></td><td></td><td></td><td></td><td></td></tr>
<tr><td>2. 详细告知患者用药注意事项及不良反应。</td><td></td><td></td><td></td><td></td><td></td></tr>
<tr><td>3. 详细告知患者实验室检查的原因及结果。</td><td></td><td></td><td></td><td></td><td></td></tr>
<tr><td>4. 详细告知患者疾病的预后。</td><td></td><td></td><td></td><td></td><td></td></tr>
<tr><td>5. 详细告知患者体格检查的原因及结果。</td><td></td><td></td><td></td><td></td><td></td></tr>
<tr><td>6. 详细了解患者患病情况及疾病相关信息。</td><td></td><td></td><td></td><td></td><td></td></tr>
<tr><td>7. 详细告知患者费用相关问题。</td><td></td><td></td><td></td><td></td><td></td></tr>
</table>

沟通态度	8. 认真倾听不打断患者并帮助患者理清思路。					
	9. 鼓励患者提问并清楚解答。					
	10. 沟通语言通俗易懂，避免使患者困惑。					
	11. 沟通时的表情体现出对患者的关心。					
	12. 沟通语气温和，语调耐心、诚恳。					
沟通技巧	13. 敏感性及隐私性问题采取适当的方式提问。					
	14. 非语言性沟通的运用情况（目光交流、面部表情、肢体语言等运用得恰当）。					
	15. 适当使用开放式或封闭式提问方式。					
	16. 沟通之前有普通的问候让患者放松。					
沟通效果	17. 体格检查时患者能积极配合。					
	18. 取得患者及家属的信任，并主动谈及感受。					
评价与反馈						
医学生反馈： 医学生签字：						

评分参考标准

1. 告知及解释结果言简意赅，通俗易懂，患者对治疗方案的利弊清楚明白。

2. 语言通俗易懂，言简意赅，患者清楚药物的各项不良反应。

3. 告知及解释结果言简意赅，通俗易懂，患者及家属对检查目的及结果代表的含义非常清楚。

4. 语言通俗易懂，言简意赅，让患者对自己所患疾病的预后清楚明了。

5. 告知及解释结果言简意赅，通俗易懂，患者及家属对检查目的及结果代表的含义非常清楚。

6. 严格按照病史询问顺序及内容进行详细了解，询问有条理，无漏项。

7. 很有技巧地提及费用问题，患者及家属对于费用的必要性有充分认识。

8. 患者阐述病情时，有意识地引导患者讲述自己想要了解的内容，不遗漏也不过度交谈。

9. 有给患者提问的机会和时间，并有效地解除患者的疑惑。

10. 沟通语言用词等通俗易懂，避免使用专业词汇，将复杂的患病机制说得深入浅出，生动形象。

11. 对患者表达自己的同情心，让患者体会到自己的关心和信心。

12. 态度和蔼、语气温和，不催促患者，也没有诱导患者说出自己想听到的结果。

13. 根据患者的具体情况和所处情形，能自如地选择恰当的语言对患者隐私相关问题进行了解。

14. 与患者及家属有频繁的目光交流，恰当使用面部表情和肢体语言让自己与患者的沟通变得更高效。

15. 沟通过程的主动权掌握在自己手中，对于每一个话题谈及的深度及广度有适当的控制，就诊时间长短可控。

16. 患者坐姿、表情、语气逐渐放松，心态逐渐平和。

17. 患者清楚各项检查的意义、包括的内容以及可能出现的问题。

18. 患者及其家属相信自己的专业水平，对自己非常信任，检查和治疗的依从性很好。

参考文献

[1] 中华医学会糖尿病学分会. 中国2型糖尿病防治指南（2017年版）[J]. 中华糖尿病杂志，2018，10（1）：4-67.

[2] 刘江华，贺军. 医学生医患沟通教程［M］. 北京：人民卫生出版社，2021.

[3] JONATHAN SILVERMAN. 医患沟通技巧［M］. 3版. 杨雪松，译. 北京：中国科学技术出版社，2018.

[4] International DiabetesFederation. IDF Diabetes Atlas（9th ed），International Diabetes Federation，Brussels，Belgium（2019）.

[5] YONGZE LI，DI TENG，XIAOGUANG SHI，et al. Prevalence of diabetes recorded in mainland China using 2018 diagnostic criteria from the American Diabetes Association：national cross sectional study. BMJ，2020，369：997.

[6] 中华医学会糖尿病学分会. 中国2型糖尿病防治指南（2020年版）[J]. 中华内分泌代谢杂志，2021，37（04）：315-409.

[7] 夏亮. 药物与饮食控制、运动疗法联合治疗糖尿病的效果分析［J］. 中国医药指南，2019，17（05）：29.

[8] 朱小梅. 探讨糖尿病建档教育管理模式对糖尿病患者的运用效果［J］. 哈尔滨医药，2018，38（01）：71-72.

[9] 章小敏，陈翔，陈将，等. 分级诊疗制度下不同级别医院间糖尿病基本药物使用现状研究［J］. 中国全科医学，2021，24（12）：1546-1551.

[10] 中华医学会糖尿病学分会. 中国2型糖尿病防治指南（2020年版）［J］. 中华糖尿病杂志，2021，13（04）：315-409.

[11] WASHER P. 临床医患沟通艺术 [M]. 王岳，译. 北京：北京大学医学出版社，2016.

[12] 魏镜，史丽丽. 协和实用临床医患沟通技能 [M]. 北京：中国协和医科大学出版社，2019.

[13] 王锦帆，尹梅. 医患沟通 [M]. 北京：人民卫生出版社，2013.

[14] 余建英，董再全. 糖尿病患者常见心理问题及干预治疗概述 [J]. 成都医学院学报，2017，12 (06)：763 - 766.

[15] 郭永平，汪年松. 糖尿病患者并发抑郁及心理干预进展 [J]. 中国健康心理学杂志，2013，21 (09)：1435 - 1437.

[16] 董丽娟，赵振，张艳茹. 老年糖尿病患者的临床心理特点及护理对策 [J]. 糖尿病新世界，2016，19 (18)：150 - 151.

[17] 虞国芬，杜易. 妊娠期糖尿病患病危险因素及其对妊娠结局的影响 [J]. 中国妇幼保健，2017，32 (17)：4070 - 4072.

[18] 赵红梅，刘军. 妊娠期糖尿病危险因素的研究现状 [J]. 临床研究，2020，28 (03)：195 - 198.

[19] 张微微，陈文雯. 糖尿病的医学营养治疗 [J]. 现代医药卫生，2020，36 (20)：3214 - 16.

[20] 王杰. 心理护理在儿童糖尿病护理中的应用 [J]. 实用临床护理学电杂志，2019，4 (7)：118.

[21] 杨双华，吴彬. 2 型糖尿病医学营养治疗及健康教育模式的现状 [J]. 中西医结合护理（中英文）. 2020，6 (07)：248 - 251.

[22] 黄明慧. 从糖尿病患者就诊经历浅析医患沟通 [J]. 中国医学创新. 2010，07 (22)：126 - 127.

[23] 崔佳颖，刘源. 医患沟通过程模式中的障碍与对策研究 [J]. 首都经济贸易大学学报，2014 (03)：78 - 83.

[24] 赖璐华，李玉兰. 营养风险筛查在住院 2 型糖尿病患者中的应用 [J]. 医学信息，2021，34 (01)：46 - 48.

[25] KASSAM R，FARRIS K B，BURBACK L，et al. Pharmaceutical care research and education project：Pharmacists′interventions. J Am Pharm

Assoc，2001，41（3）：401－410.

［26］吕海燕. 儿童糖尿病的临床营养治疗和干预［J］. 肠外与肠内营养，2015，22（4）：238－239.

［27］毛凤星，栗达. 儿童青少年1型糖尿病的营养治疗［J］. 中国临床医生杂志，2015，13（10）：9－12.

［28］左丹，代旭丽，杨涛，等. 运动治疗在慢性病康复管理中的应用研究进展［J］. 全科护理，2020，18（19）：2345－2348.

［29］梁茜，靳智蕴. 妊娠期糖尿病患者自我管理能力和行为现状调查［J］. 中国妇幼保健，2021，36（04）：870－872.

［30］张留伟，代晓彤，任弘，等. 运动干预在糖尿病精准健康管理中的应用展望［J］. 中国慢性病预防与控制，2020，28（02）：106－109.

［31］陈冬梅，田新丽，高洁. 初诊老年2型糖尿病患者10年死亡影响因素分析［J］. 国际老年医学杂志，2020，41（05）：319－321.

［32］徐清风. 妊娠期糖尿病运动的研究进展［J］. 糖尿病新世界，2020，23（08）：195－198.

［33］刘俊华. 心理护理在妊娠糖尿病中的效果分析［J］. 黑龙江中医药，2020，49（02）：204－205.

［34］刘秋燕，邓红菊，梁丽要. 妊娠糖尿病孕妇护理中采用个体化营养干预的临床分析［J］. 中国医药科学，2020，10（04）：135－137，165.

［35］董明慧. 全方位护理对妊娠期糖尿病孕期体质量增幅及分娩结局影响［J］. 继续医学教育，2020，34（01）：109－110.

［36］宋珈莹，孙赫，王会娟，等. 运动疗法对精神分裂症合并糖尿病患者体重及血糖的影响［J］. 中国当代医药，2020，27（16）：81－84.

［37］廖二元. 内分泌代谢病学［M］. 北京：人民卫生出版社，2012.

［38］中华医学会糖尿病学分会，中华医学会内分泌学分会. 中国成人2型糖尿病患者糖化血红蛋白控制目标及达标策略专家共识［J］. 中华糖尿病杂志，2020，12（1）：1－12.

［39］中华医学会糖尿病学分会，中华医学会内分泌学分会. 中国成人2型糖尿病合并心肾疾病患者降糖药物临床应用专家共识［J］. 中华糖尿病杂志，2020，12（6）：369－381.

[40] 潘长玉，李文慧，曾姣娥，等. 阿格列汀治疗2型糖尿病的有效性与安全性中国大陆多中心、随机、双盲、安慰剂对照Ⅲ期临床研究 [J]. 中华内科杂志，2015，54（11）：949-953.

[41] 姚佳舒，孙子林，袁扬. 2型糖尿病降糖药物治疗进展：更加关注心血管及肾脏结局 [J]. 中华糖尿病杂志，2021，29（3）：224-225.

[42] HOMAS M K，NIKOOIENEJAD A，BRAY R，et al. Dual GIP and GLP-1 receptor agonist tirzepatide improves beta-cell function and insulin sensitivity in type 2 diabetes [J]. J Clin Endocrinol Metab，2021，106（2）：388-396.

[43] WILDING JPH，et al. Once-weeklysemaglutide in adults with overweight or obesity [J]. N Engl J Med，2021，384（11）：989.

[44] ZHU D，GAN S，LIU Y，et al. Dorzagliatin monotherapy in Chinese patients with type 2 diabetes：a dose-ranging，randomised，double-blind，placebo－controlled，phase 2 study [J]. Lancet Diabetes Endocrinol，2018，6（8）：627-636.

[45] HUSAIN M，BIRKENFELD A L，DONSMARK M，et al. Oral Semaglutide and cardiovascular outcomes in patients with type 2 diabetes [J]. N Engl J Med，2019，381（9）：841-851.

[46] GONG C，MENG X，JIANG Y，et al. Trends in childhood type 1 diabetes mellitus incidence in Beijing from 1995 to 2010：a retrospective multicenter study based on hospitalization data [J]. Diabetes Technol Ther，2015，17（3）：15-165.

[47] 杨龚晓晓，孙子林，袁勇贵. 糖尿病教育中的心理干预技术进展 [J]. 中华糖尿病杂志，2014，6（6）：417-420.

[48] XU Z R，ZHANG M Y，NI J W，et al. Clinical characteristics and beta-cell function of Chinese children and adolescents with type 2 diabetes from 2009 to 2018 [J]. World J Pediatr，2019，15（4）：405-411.

[49] DE GROOT M，GOLDEN S H，WAGNER J. Psychological conditions in adults with diabetes [J]. Am Psychol，2016，71（7）：552-562.

[50] LIPSKA K J，KRUMHOLZ H，SOONES T，et al. Polypharmacy in the

aging patient：a review of glycemic control in older adults with type 2 diabetes [J]. JAMA，2016，315 (10)：1034－1045.

[51] BLUMER I，HADAR E，HADDEN D R，et al. Diabetes and pregnancy：an endocrine society clinical practice guideline [J]. J Clin Endocrinol Metab，2013，98 (11)：4227－4249.

[52] 中华医学会妇产科学分会产科学组，中华医学会围产医学分会妊娠合并糖尿病协作组. 妊娠合并糖尿病诊治指南（2014）[J]. 中华妇产科杂志，2014，49 (8)：561－569.

[53] 中华医学会外科学分会甲状腺及代谢外科学组，中国医师协会外科医师分会肥胖和糖尿病外科医师委员会. 中国肥胖和2型糖尿病外科治疗指南（2019）[J]. 中国实用外科杂志，2019，39 (4)：301－306.

[54] 中华医学会糖尿病学分会. 中国2型糖尿病防治指南（2017年版）[J]. 中国实用内科杂志，2018，38 (4)：292－344.

[55] LEWIS K H，ARTERBURN D E，ZHANG F，et al. Comparative effectiveness of vertical sleeve gastrectomy versus racxeny gastric bypass for diabetes treatment：A Claims-based Cohort Study. Ann Surg，2021，273 (5)：940－948.

[56] GEBRAN S G，KNIGHTON B，NGAAGE L M，et al. Insurance coverage criteria for bariatric surgery：A Survey of Policies [J]. Obes Surg，2020，30 (2)：707－713.

[57] VAN DE VELDE F，LAPAUW B. Late dumping syndrome or postprandial reactive hypoglycaemic syndrome after bariatric surgery [J]. Nat Rev Endocrinol，2021，17 (5)：317.

[58] 魏镜，史丽丽. 综合医院精神卫生通用技能 [M]. 北京：中华医学电子音像出版社，2018.

[59] HENNINGSEN P，ZIPFEL S，HERZOG W. Management of functional somatic syndromes [J]. Lancet，2007，369：946－55.

[60] 曹锦亚，魏镜. 医学活动中的去人性化 [J]. 协和医学杂志，2015 (3)：216－220.

图书在版编目（C I P）数据

糖尿病临床医患沟通技能 / 刘江华著. — 长沙 :湖南科学技术出版社, 2023.2
ISBN 978-7-5710-1911-2

Ⅰ. ①糖… Ⅱ. ①刘… Ⅲ. ①糖尿病－诊疗②医药卫生人员－人际关系学 Ⅳ. ①R587.1②R192

中国版本图书馆 CIP 数据核字(2022)第 213474 号

TANGNIAOBING LINCHUANG YIHUAN GOUTONG JINENG
糖尿病临床医患沟通技能

著　　者：刘江华
出 版 人：潘晓山
责任编辑：王　李
出版发行：湖南科学技术出版社
社　　址：长沙市芙蓉中路一段 416 号泊富国际金融中心
网　　址：http://www.hnstp.com
邮购联系：0731-84375808
印　　刷：湖南省汇昌印务有限公司
　　　　（印装质量问题请直接与本厂联系）
厂　　址：长沙市望城区丁字湾街道兴城社区
邮　　编：410299
版　　次：2023 年 2 月第 1 版
印　　次：2023 年 2 月第 1 次印刷
开　　本：710mm×1000mm　1/16
印　　张：11.5
字　　数：183 千字
书　　号：ISBN 978-7-5710-1911-2
定　　价：70.00 元